U0305773

2014国家社会科学基金《医药卫生体制改革中多方主体沟通平台的建构研究》（14BSH114）

| 博士生导师学术文库 |

A Library of Academics by
Ph.D.Supervisors

中国医改的协同与沟通

———·———

王锦帆　著

光明日报出版社

图书在版编目（CIP）数据

中国医改的协同与沟通 / 王锦帆著 .-- 北京：光明日报出版社，2019.12

（博士生导师学术文库）

ISBN 978-7-5194-5061-8

Ⅰ.①中… Ⅱ.①王… Ⅲ.①医疗保健制度—体制改革—研究—中国 Ⅳ.① R199.2

中国版本图书馆 CIP 数据核字（2019）第 274139 号

中国医改的协同与沟通
ZHONGGUO YIGAI DE XIETONG YU GOUTONG

著　　者：王锦帆

责任编辑：李　倩　　　　　　责任校对：赵鸣鸣
封面设计：一站出版网　　　　责任印制：曹　净

出版发行：光明日报出版社
地　　址：北京市西城区永安路 106 号，100050
电　　话：010-63139890（咨询），63131930(邮购)
传　　真：010-63131930
网　　址：http://book.gmw.cn
E - mail：liqian@gmw.cn
法律顾问：北京德恒律师事务所龚柳方律师

印　　刷：三河市华东印刷有限公司
装　　订：三河市华东印刷有限公司
本书如有破损、缺页、装订错误，请与本社联系调换，电话：010-63131930

开　　本：170mm×240mm
字　　数：167 千字　　　　　　印　　张：12
版　　次：2020 年 6 月第 1 版　　印　　次：2020 年 6 月第 1 次印刷
书　　号：ISBN 978-7-5194-5061-8
定　　价：95.00 元

目 录
CONTENTS

导　言

医改，只有两个字，字里却有着巨大的体系和庞杂的内涵。今天中国的医改进入了公认的"深水区"，处于混沌不清又不得不深入下去探摸的境地。若要清晰的研究，必须要在"浅水区"开始梳理医改的前世今生，并以历史和鸟瞰的视角进行系统化的探究与思考。

然而，不知从何时起，在少数专家的观念中，医改是国家层面的改革，是政府顶层设计和安排的重大改革，一般人不能涉及。因此，在2009年之前的多次医改方案设计及研讨中，没有医院院长、医务人员、患者及相关社会机构参与表达意见。2014年9月21日，习近平总书记在庆祝中国人民政治协商会议成立65周年大会上说："社会主义协商民主，是中国社会主义民主政治的特有形式和独特优势，是中国共产党的群众路线在政治领域的重要体现。实行人民民主，保证人民当家做主，要求我们在治国理政时在人民内部各方面进行广泛商量。在中国社会主义制度下，有事好商量，众人的事情由众人商量，找到全社会意愿和要求的最大公约数，是人民民主的真谛。我们要坚持有事多商量，遇事多商量，做事多商量，商量得越多越深入越好，推进社会主义协商民主广泛多层制度化发展。"所以，当我们面对事关全体人民切身利益的生命健康大问题，面对需要政府、医疗卫生行业、患者和社会相关机构共同参与才能实现的医改，进行全方位全过程全系统的研究和探讨是非常有必要的。

事实上，我们就应该从新中国建立时来寻觅中国医疗卫生工作的初始架构，建构医疗卫生体系的过程就是不断改革发展的过程。所以，从广义而言，中国医改的源头是1949年10月。如今，全球没有人会质疑医改的复杂性是因为涉及的因素太多，是众多利益关系人和主体的博弈，是医学固有的不确定性，这些东西又紧紧围绕着有限的医疗卫生费用和经济资源展开。那么，面对这样的局面，我们研究的思路是管中窥豹，盯住其中的经济问题展开，还是俯视大局，寻找主要矛盾和矛盾主要方面，进行系统研究？系统论理论告诉我们，必须是后者。

笔者从该系统最基本的问题出发，提出并尝试回答下列问题：中国医改的历史沿革（社会背景）是怎样的？中国当今的经济社会环境是怎样的？进入21世纪后的中国医改的成败得失在哪里？中国医改的主体和重要参与人应该是哪些？他们之间是何种关系？中国医改协同和沟通机制是什么？健康中国背景下医改面临的新目标和新任务是什么？怎样构建中国医改协同和沟通的政治与社会治理体系？

第一章　中国医改的经济社会背景

一、市场经济对医改的影响

1978年，在党领导下，经济体制改革正式登上我国的历史舞台，经过40年的发展，我国取得了让世界都为之震撼的成果。在经济体制改革正式推行之前，我国的医疗卫生体制仍处于初生阶段，只是依附于经济体制，尚未形成自身的特性。改革推行后，我国的市场经济进入了黄金生长期，人民收入与生活水平都得到了跨越式的发展，特别是邓小平同志在南巡发表重要讲话中提出"不管白猫黑猫，抓到老鼠就是好猫"后，市场经济达到了前所未有的巅峰。但医疗卫生行业发展滞后，人们对其诟病较多。新兴产业在我国不断兴起，新产品、新技术在市场经济的推动下应运而生。全国各行各业在市场经济高强度冲击之下，纷纷选择了改革以谋求长远的发展。而与人民生活紧密相关的医疗卫生行业，也是在市场经济的带动之下，迎来了新时代的医疗改革。

20世纪70年代以来，我国经济体制逐渐由计划经济转向市场经济，医疗改革此时也逐渐引入市场机制，全国各地兴起了一股医疗行业改革引入市场调节机制之风，但是由于当时市场经济初步发展的限制，医疗行业的改革发展较慢、覆盖面不广，主要以多元、小步走的方式开展。由于计划经济体制影响，农村医疗制度还是人民公社体制下的农村合作医疗制度，主要是实行"医社合一"，但是由于管理与资金不到位而有名无实。对此卫生部整合资源，联合国内多部门以及国际组织如世界银行展开新型医疗机制的小范围试点，为后期的医疗卫生体制建设提供参考。在农村医疗改革的同时，受到市场经济冲击更大的城市医疗体制面临着更大的挑战：公费医疗和劳保医疗制度。为了能够实现长远的发展，在20世纪80年代，市场调节机制被正式引入城市医疗体制，主要特点是建立了基本药品目录、公费报销目录等，在一定程度上约束了医疗供需双方的医药浪费。在试点中，部分地区对社会统筹中的专项医疗费用进行了初步的探索，期间虽然没有形成规范的文件要求，但是医疗行业引入社会统一筹资在试点工作中属于首次探索，其本身具有一定意义，为后期的医疗卫生行业改革提供了最基本的理论雏形与政策积累。但由于当时计划经济体制在我国根深蒂固，许多改革的推行并非一朝一夕能够达到，完善的筹资机制和保障机制亦是如此。

20世纪90年代至21世纪初期，在市场经济逐渐走上正轨后，市场化机制也被明确引入医疗卫生改革中。医改中的市场经济影响可以分为两个阶段，第一阶段是1994年到2002年，全国城镇企事业单位职工完成社会医保制度全覆盖；第二阶段是2002年至2010年，全国人民完成社会医保制度全覆盖。医疗保障改革框架在第一阶段基本确定，城镇职工医保制度几乎全覆盖了全国企事业单位。与此同时，十四届三中全会明确提出城镇职工基本医保制度改革目标："实行社会统筹与个人账户相结合，逐步覆盖所有城镇劳动者"。医保的改革也随之扩大范围，1994年的医保改革试点仅有两个，到1996年已经扩大到56个。为了实现全国范围的医保覆盖，国务院在1998年发布了《关于建立城镇职工医疗保险制度的决定》，这是我国医保改革的里程碑以及后期医保运行的政策基础。各项管理体制、监督制度、服务体系以及配套政策也日趋健全，同时也在医疗卫生体制转型阶段，为退休人员、公费医疗等一系列政策照顾提供了一个缓冲过渡措施，维护了社会的稳定。

2002年，中共中央国务院出台《关于进一步加强农村卫生工作的决定》，该决定作为里程碑，为城镇居民基本医疗保险制度和新型农村合作医疗做了互相补充，逐步建立全民医保体系。这是市场经济引入医保建设中第二阶段的正式开始，在推行过程中以"先行试点，逐步推广"的方法，逐步完善全民医保建设。2010年，经过8年全国上下不懈的努力与试点，我国在医保改革上取得了跨越式的进步，不仅将农民工、非公有制体系内人员、灵活就业人员纳入城镇职工医保的范围，更是初步构建了社会化、属地化的医保服务体系和管理体制，值得一提的是其中的多渠道筹资解决了退休人员"体制转轨"的问题。迄今为止，我国已经初步形成全民医保体系，覆盖率达到95%以上，包括城镇职工医疗保险、城镇居民医疗保险以及新型农村合作医疗保险。

与此同时，市场机制对于医疗行业改革的影响也越来越深远，21世纪之前的医疗行业改革受到市场机制的影响主要表现在医疗保险通过社会筹资，21世纪之后市场的影响则表现为医院的市场化运营，在高端医疗领域这一块市场化经营尤为明显，但是在实践过程中，医疗行业的改革受到市场经济影响并非都是正面的，回顾过去的医改之路，我国也走过"市场原教旨主义"的弯路，"医疗机构全盘市场化"这种模式曾经是江苏宿迁在医疗改革上引起社会关注的热点，但是最终还是以"政府赎回"而告终，这也直接证明了在中国的国情下，医疗领域并不适合全盘市场化运营。经济体制改革对于中国的医疗行业改革具有深远的影响，其中的市场经济所产生的作用是利大于弊的，但是由于医疗领域的特殊性，只有市场经济调控是不够的，还需要政府的介入。

二、改革开放对医改的影响

2018年是我国改革开放40周年，经过40年的发展，改革开放逐渐打开了国门走向国际社会，在此期间也获得了更加开放的交流平台与开阔的视野，医疗保障体系的建设也得到了诸多经验与参考。随着改革开放的深入，中国医疗保障体系也日趋成熟。从初期的探索型改革到建立基本医疗保障体制；从城镇职工全覆盖到全国人民全覆盖；从城乡医保独立设置到后期的整合"居民医保"；从一开始的强制性基本医保到后期的医保体系多元化。随着四十多年的改革开放，在医疗保障体系建设上我国实现了成功转型，首先我国初步建立了"全民医保"体系，支付力度和支付方式在贯彻实施中不断完善健全，实现了符合国情的医保体系与经济发展内在耦合协同，其次是基本建设了适应市场经济体制与我国国情的国家社会保障体系，转型的成功实现了基本医保改革带动"三医联动"。改革开放近四十年来，医疗行业改革取得的成就有目共睹，最为直接的就是建立了全民医疗保障制度，这项制度不仅符合我国国情，也适应市场经济体制。与此同时，经过改革开放，各项医疗资源快速增长，医疗资源的供应高于改革前，究其原因是改革开放带来的经济高速发展，政府愈加重视医疗行业的建设以及加大财政投入的力度，这一点在2003年以后尤为明显。

（一）城乡居民医疗的负担

人民的医疗负担水平及其获得的医疗服务水平，是衡量一个国家医疗保障绩效与医疗服务的基本指标，因为医疗保障制度与医疗服务体系的最终目的还是服务于人民。图1-1反映1978—2016年各年度的卫生总费用及其占国内生产总值（GDP）的比重。

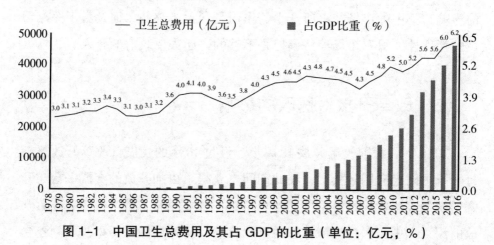

图1-1　中国卫生总费用及其占GDP的比重（单位：亿元，%）

1992—2003年，财政总支出的增长指数高于公共卫生支出、社会卫生支出和政府卫生支出的增长指数，但此期间政府并未有意降低医疗卫生事业的财政投入，从政府卫生支出增速并未放缓可以得到。2003—2016年，政府卫生支出增长指数明显超过公共财政教育经费增长指数，也超过财政总支出增长指数。这表明2003年以后，在医疗卫生投入这一块政府更加重视。最终的结果是公共卫生支出由2003年占卫生总费用比重的42.0%上升到2016年占卫生总费用比重的67.4%。

但是，自负医疗费用绝对额占家庭可支配收入和消费支出比重也在同期增长，公共卫生投入在2003—2016年的高速增长，未能有效降低人民在医疗费用上的负担（包括城镇职工）。家计调查中的家庭医疗保健支出指标，与其他指标相比，是最能准确反映居民家庭医疗负担的。图1-2中数据是根据国家统计局的入户家计调查数据计算得来。图中数据显示，2000—2016年，不管是占总消费支出比重，还是占可支配收入比重，农村居民医疗负担都是持续增长，1986年，城镇居民医疗负担占可支配收入的1%，2016年则上升到7.5%。与城镇居民相对应的，1988—2000年间，农村居民的自费医疗保健负担同样持续增长，医疗保健负担占可支配收入的比重由1.7%上升到5.7%；2000年开始下降，由2000年的5.7%下降到2013年略低于4.3%。

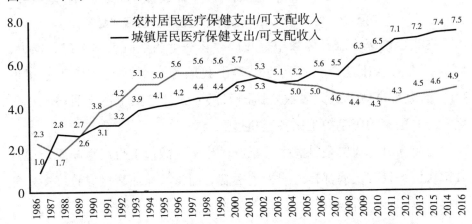

图 1-2　1986—2016 年城乡居民自费医疗费用占可支配收入比重

然而自2013年开始，形势逐渐反弹，农村居民的自负医疗保健负担逐渐回升，该负担占消费支出的比重，在2013年略低于4.3%，到2016年，上升到4.9%以上，回升到2009年的水平，这意味着医疗费用在此阶段的增长速度超过了可支配收入的增速。

（二）医疗资源发展的喜与忧

1. 执业医师和护士

医生和护士是医疗行业最基本也是最核心的医疗资源，图1-3描述了中国执业（助理）医师和注册护士在1980—2016年间的增长指数。可以看出，执业（助理）医师和注册护士的数量在1980—2016年稳步增长（2002年数量的下降原因是口径调整），使得每万人医师和护士数量也实现了稳步增长。

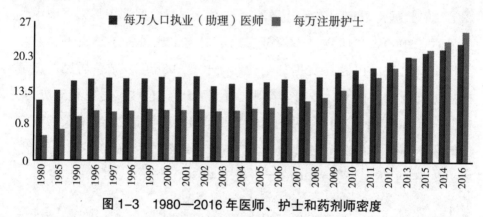

图1-3　1980—2016年医师、护士和药剂师密度

在当今的医疗服务体系中，我国存在一个弱项就是护士数量偏少，根据护士医生比这个指标，可以得出我国这一指标在2013年才接近1:1，而纵观全球，绝大多数发达国家医务人员中护士占比明显超过医生，有些国家的医生护士比甚至超过1：4。

与此同时，我国全科医生（家庭医生）在数量上也严重缺乏，使得城镇居民一旦有疾病都是直接去大医院看门诊，从而直接导致许多人都觉得"看病难、看病贵"。

2. 床位

床位作为必备的医疗资源，在改革开放以来是增长速度最快的。图

1-4给出了千人床位数在1978—2016年的增长趋势。

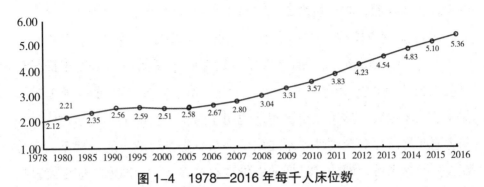

图 1-4 1978—2016 年每千人床位数

这一增长地展现在国际之间比较更为清晰。2005年，OECD 所有成员国在千人床位数上几乎都高于中国。2014年，我们已经超过美国、加拿大、英国和瑞士等国，超过了 OECD 国家的平均水平。过去近四十年中，中国床位数量快速增长，尤其是2005年以来，究其原因是2005年以后，医院尤其是公立医院在基建投资这一方面的高速增长，而医院建筑面积与床位数又是呈等比例关系。因此，医院整体的固定资产规模，就决定了医院的床位数。医院扩张潮流是在2005年后兴起的，其主要表现有两个特征。

第一个特征是公立医院的高速扩张，三级医院数量显著增加，与之相对的院均床位逐步增加。图1-5清楚地展示了这一点。

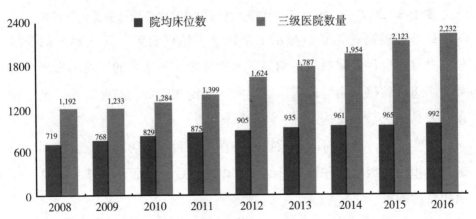

图 1-5 2008—2016 年三级医院数量、院均床位和住院人次变化趋势

第二个特征是各地区床位数都在高速增长，这一点在欠发达地区尤为突出。医疗资源中执业医师数量需要时间的积累，不会高速增长，但是医院的建筑面积与床位数，通过负债建设或者加大财政投入力度，是可以实现快速增长的。图1-6表明，2002年以来，全国29个省市自治区（不包含新疆和西藏）的千人床位数差距不断减小，2002年最高值和最低值之间的差距是每千人差3.7张，到了2016年减小到差2.3张，省际千人床位数变异系数更清楚地说明了这一点。综上，发达地区和欠发达地区的医疗资源硬件差距在床位上来看是显著减小的，从千人床位数这个指标来看，即使是最低的省份也超过许多发达国家，这也就直接显示了欠发达地区医疗资源不足可以通过增加硬件投入来缓解的说法并不成立。

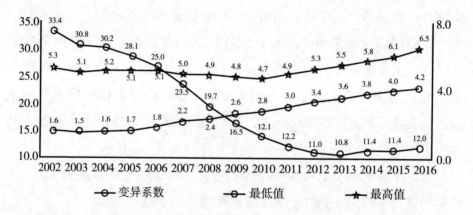

图1-6　2002—2016年各省市千人床位数最高值与最低值及变异系数

床位数的高速增长，显示了全国及各地区百人住院人次的高速增长，并且过度住院现象较为明显。换而言之，各地区的医院均出现了诱导更多患者住院从而增加病床的现象，使得住院费用高速增长。这一现象在发达地区与欠发达地区，均有所体现。

事实证明，加大财政补贴投入公立医院和城乡居民医保，城乡居民医疗负担没有因为这些而降低，如图1-2所示，反而使得城乡居民医疗负担持续加重。

（三）基本医疗保险制度有待完善

2007年以来，随着改革开放的不断深入，医疗行业改革也取得了巨大的成就，其中最为耀眼的则是基本实现全民医保，建立全民医疗保险制度，适应了市场经济。并且在此基础上，十二五期间为了给整合三大医保制度、提高统筹层次奠定基础，着重推进了医保异地结算与城乡居民医保整合，使得制度逐渐适应常态化的人口流动性演变。

改革开放初期，依托于国有企业的劳保医疗制度难以为继；与之相对的还有依托于农村人民公社制度的农村合作医疗也逐渐淡出人们的视线。20世纪90年代中期，经过"两江"试点，中央政府于1997年出台政策，初步建立了城镇企业职工基本医疗保险制度，主要形式为"社会统筹＋个人账户"。

其中，在统筹层次上主要采取了县市级统筹，究其原因主要是财政和行政管理上的"分灶吃饭、分级管理"制度，对于医保基金各地财政自己保障兜底。再加上不同地区之间的经济发展水平具有较大的差距，使得不同地区之间在同一制度下医疗保险的筹资水平以及实际待遇之间存在过大的差距，因此实行县市级统筹，虽然"统收统支"会导致低效率的"大锅饭"体制，但是为了拉平地区之间差距，当时的现实不得不选择"碎片化"模式。

新型农村合作医疗制度从2003年开始试点，2007年全面展开覆盖到农村居民，其中新农合的主要筹资来源是政府财政补贴，并且补贴的额度越来越高，可以说是以政府为主导的筹资模式。从运行性质上来看，"新农合"属于社会保险形式，因为与之相对应的医疗服务，是患者先去医疗机构就诊后报销。与新农合相对应的城镇居民基本医疗保险制度，则是为了保障城镇中包括老人、儿童以及其他非就业群体居民，该制度的运行机制和筹资模式与新农合类似，2007年试点，2011年正式建立并推广。

在医疗保障机制改革的进程中，目前只有小部分比例的事业机关单

位保留公费医疗，大部分地区的机关事业单位人员在此期间逐步参加了城镇职工基本医疗保险

综上，截至2011年，基本医疗保险的制度在中国实现了全覆盖，人群都至少被一个医疗保险项目所覆盖；到2013年，基本上实现了人群的全覆盖，由于部分人员的重复参保，基本医疗保险覆盖率甚至超过了100%。图1-7展示了1997—2016年间全民医保逐渐建立的过程。

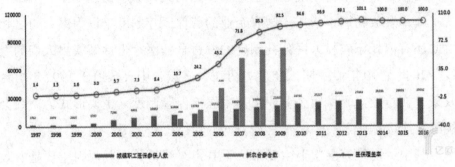

图1-7　1997—2016年社会医疗保险制度参保人数及覆盖率（万人，%）

当然，现有的基本医疗保险制度仍然是需要不断去完善与健全的。社会经济发展的转型，医保制度也需要做出相应调整，否则会成为影响基本医疗保险的可持续性和公平性。首先是常态化的大规模人口流动，这不仅仅表现在城乡之间，也表现在城与城之间。在这样的大环境下，基本医疗保险关系携带性的缺失在区域分割与制度分割下表现的尤为明显，其中农民工大量流入的地区城镇职工医疗保险抚养比较高，而24个省份的城镇职工医疗保险低于全国水平。

以福建省为例，城职保抚养比呈现两极分化趋势，其中厦门的抚养比达到了12.45，而南平与三明的抚养比则是小于2，部分县甚至是小于1，这些都是区域分割所带来的影响，不利于医保的可持续发展，因此统筹层次的提高成为接下来必须要做的工作；第二是随着经济的发展，无雇主就业模式在新经济业态下日益增长，以个人缴费为基础的居民医保与以雇主缴费为基础的职工医保之间存在的冲突愈来愈明显；第三是经济的发展带动收入水平的提高，人民对于医疗服务都有了更高品质的需求，但是事实上是我国在医疗资源的地区分布上依然存在不均衡

的现象，再加上异地工作、居住的常态化人口流动，异地就医已成为许多参保者的选择。以上种种都对基本医疗保险制度提出了挑战，制度的整合、统筹层次的提高都亟待解决，当前的异地结算工作作为一个前导型工作已经在各地逐渐推行。

医疗行业的改革随着改革开放的推进获得了更加广阔的平台，在摸索中由政策指导意见逐渐形成规范化立法，走出了一条符合中国国情的医改之路。

三、民生需求对医改的影响

随着改革开放与市场经济的深入推进，人民从一开始的被动式接受医疗服务到后来的主动需求，从以疾病为中心转向以健康为中心，从单一式治疗需求拓展到预防、保健、康复等多元化需求，从解决疾病转变为对高端医疗服务的享受，基本的医疗保障制度已经不能够满足人民日益增长的医疗服务需求，这些种种需求的改变，推进了医疗理念的转变，由"以疾病为中心"转向"以患者为中心"。

在需方对医疗服务多层次、多元化的需求之下，医疗行业的改革也都据此调整，增设大病保险，设置各项基本药物目录，"医疗、医药、医保"在内的三医联动改革也逐步被推进，所有的改革始终围绕医改的指导原则：保基本、强基层、建机制。在高端医疗服务上，积极引入社会资本进入高端医疗市场，建设与发展公立医院特需医疗，建立了多层次医疗保障制度，从而满足人民多样化的医疗需求。

全心全意为人民服务一直以来都是中国共产党的宗旨，在医改中这一点得到了深入的诠释，中国共产党为低保户、特困家庭、残疾、"三无"等贫困患者施行了扶贫减免政策，积极排忧解难，将党的关怀和温暖及时送到患者身边。随着物价整体的上涨，在人民群众医疗费用支出持续增长，看病难、看病贵的问题较为突出，这也是我国多年来社会民生问题之一，不仅严重影响人民的生活水平，更是制约了国民身体素质的整体提高。医疗改革日益成为政府和民众所关心的热点话题。20年来，我国的医疗改革一直都在路上，但是想要根治看病难、看病贵这样的顽疾，目前暂时还找不到立竿见影行之有效的办法。

作为重点民生问题，近年来医疗行业一直都是改革的重点，虽然改革一直都在探索阶段，但每一次的进展都会引起社会关注。2017年9月26日，人社部召开新闻发布会，对年初开始的跨省异地就医直接结算工作进行政策解读。相关人士称："高速公路已经修通"，凡是符合条件的参保人员跨省异地就医住院费用都可以实现直接结算。

目前，全国各地承担跨省异地就医任务比较重的医疗机构基本都已开通了异地就医住院医疗费用直接结算功能，共计7000多家。随着系统覆盖面不断扩展和政策知晓度的上升，再加上异地就医结算系统运行平稳的保障，直接结算人次数快速增加。

在这之前，当人们跨省异地就医时，往往需要先付医药费，报销则需要回到自己医保的所在地报销。异地就医畅通之后，与2017年7月1日全面实施的身份证异地办理一样，民众不需要再来回奔波。这些都为在外生活、学习或工作的民众提供了方便。当然，这只是一项便民举措，还有许多民众关心的现实问题亟待解决，其中最具有代表性的是看病难和看病贵问题，这些都需要不断改革来解决，并且要逐渐消除目前"卫计委管医疗体系，人社部管医保"部门之间的隔阂，让制度力量充分服务于民生。

由于我国医疗资源整体短缺、配置不均衡，使得异地就医频繁出现，加剧了看病难看病贵。优质的医疗资源主要集中在大城市、中心城市，一旦发生重大疾病，民众都会纷纷将目光定位在诸如北京、上海的大医院，这也就导致了异地就医的现象。使得大城市大医院的医疗资源供不应求，民众除了负担基本的医疗费用之外，还要负担额外的就医成本（包括食宿、看护、交通等成本）。异地就医作为当今社会亟待解决的重要问题，需要医疗卫生服务体系改革的重视，不断健全完善分级诊疗制度，促进卫生资源的合理配置。

医疗资源分布不均衡，特别是卫生人员的分布不平衡，一直都是基层医疗服务发展停滞的根源之一，使得乡村民众看病难。以眼科为例，全国70%的眼疾患者都在基层乡村，但是70%的眼科医生却都集中在大中型城市。除了必备的资金与设备，还需要充足的卫生人才队伍，因此，加大对基层医生的培训，也是医改工作的重点内容。

医疗资源整体短缺一直是医疗行业面临的直接问题，公立医院已不能够满足民众日益增长的需求，对此民营医院的加入较好的填补了这份空缺，特别是在医疗环境的改善、医疗机构的调整上。但是中国的民营医院受到"莆田系"医院系列事件影响，其形象远不及发达国家民营医院，其可信度也被社会大众所质疑。因此，民营医院对于自身的定位，需要结合患者需求，提供高品质医疗服务，助推医改的良性发展。

经过改革开放这么多年来的发展，中国经济蒸蒸日上，人民群众的生活水平也不断提高，作为民生问题重点的医疗话题，与人民群众日常生活息息相关，已成为经济社会可持续发展必须解决的课题，其受关注程度也是最高的。"民生"一词贯穿于"十三五"规划，关乎民众日常生活的方方面面，民生问题涵盖面广，兼具经济、社会双重属性和双重意义。不断推进改革，加大医疗、教育等民生领域的资金投入，提高民生保障水平，都已被列为主要目标。

改革是一项长久之计，并非一朝一夕可以完成，特别是关乎民众切身利益的医疗领域，此次的跨省异地就医直接结算，方便了人民群众跨省就医，是医改进程中进步的表现，后期的改革中期待会有更多利民便民的改革举措。

2018年3月5日第十三届全国人大一次会议上，国务院总理李克强在《政府工作报告》中指出强医改惠民生依然是最强音，总结医改成就并明确规划医改目标：深化公立医院综合改革，协调推进医疗价格、人事薪酬、药品流通、医保支付改革，提高医疗卫生服务质量，下大力气解决群众看病就医难题。提高基本医保和大病保险保障水平，实施健康中国战略。居民基本医保人均财政补助标准再增加40元，一半用于大病保险。将基层医院和外出农民工、外来就业创业人员等全部纳入跨省异地就医直接结算范围；推进分级诊疗，加强全科医生队伍建设；继续提高基本公共卫生服务经费人均财政补助标准；完善妇幼保健服务；支持中医药事业的传承与发展。这些政策举措都是以民生为导向，保障人民群众的社会、政治、经济和文化权益，着力解决关系人民群众切身利益的生活、生产和生命安全问题，努力实现人的全面发展，是我们党和国家一切工作的出发点和落脚点。

我党牢牢把握中国特色社会主义本质特征，强调以改善民生为重点加快推进社会建设，将之作为发展中国特色社会主义的重要部署，这也是全体人民的共同心愿。因此，医改的前进方向都是根据民生的需求来变化，民生需求可以说是医改的出发点和落脚点，更是医改的改革目标。

（一）人民健康和医疗卫生水平大幅提高

1.分级诊疗体系初步建立，重点为基层配置医疗资源，80%以上的居民在15分钟内能够达到最近的医疗点。

2.家庭医生服务签约目前已经覆盖4.3亿人，我国初步建立了家庭医生制度。

3.发展医联体，主要形式有医疗集团、远程医疗协作网等，人民群众能够便捷的享受较高水平的医疗服务。县域内的就诊率目前已经达到了82.5%。

4.初步建立调动积极性、维护公益性、包装可持续的运行新机制，取消"以药养医"的旧机制。

5.积极引进社会办医，民营医院的数量目前占比已超过57%。

6.建立基本医疗保障体系，主要包括基本医疗、应急救助、医疗救助、大病保险。着力解决临床容易短缺药品如儿童药、低价药等的供应问题。

7.不断提高保障水平，个人卫生支出占卫生总费用的比重由医改前2008年的40.4%下降到30%以下，是近20年来的最低水平，同时实现了异地就医住院的直接结算。

8. 坚持预防为主，重大疾病的防治策略不断优化，主要传染病的发病率显著下降，免费基本公共卫生服务拓展到14类，公共卫生整体实力上升。

9. 全面推进遏制细菌耐药的国家行动计划，患者抗菌药物的总体使用率不断下降。

10. 进一步发挥中医药的特色优势，突破医学关键技术，深化医教协同，在国际某个领域上产出一批领先的成果，诊疗水平明显提升。

（二）送"民生大礼包"

在2017年10月22日的记者招待会上，国家卫计委党组书记李斌对多项具体的民生工程哪些短期内可以实现、医疗卫生工作者的"民生大礼包"等都做出了回答。

1. 继续推动医联体建设　促进优势资源下沉基层

人民群众对于医疗卫生健康的新需求和目前医疗服务供给的不充分、不平衡的矛盾是当今社会主要矛盾，只有解决这个才能啃下"病有所医"的"硬骨头"。医疗资源分布不平衡，优质医疗资源集中在大城市，一直都是社会所关注的问题，对此需要不断深入医疗卫生体制改革，建立健全多种形式的医联体新机制，对贫困地区采取长效的支援机制，通过组团式服务、远程医疗，将医疗优势资源向困难地区辐射，带动困难地区的医疗服务发展。

2. 多途径培养医学人才

建立"订单式"培养社区医生机制，免费培养大学生，为当地提供医学人才，通过各种优惠措施，为贫困落后地区留住医学人才，为当地人民群众服务。

3. 贫困人口家庭医生签约服务全覆盖

当前家庭医生签约的覆盖面为4.3亿人，需要不断扩大家庭医生签约服务的范围，持续加大民生保障力度，特别是困难家庭、慢性病家庭、老人家庭，这些都是家庭医生签约服务的重点对象。同时推广各项便民惠民的措施如日间手术、远程医疗等，将改善医疗服务的行动计划落到实地。

4. 基本公共卫生服务要提质增效

基本公共卫生服务的最终目标就是使人民群众少得病，要提质增效，就要加大防病力度。其中，妇幼健康服务需要重点加强，一些短板要格外注意并及时补足，妇产科、儿科、麻醉科等科室医生缺少的问题亟待解决，尽快补足这些短板是当务之急，只有不断深化体制机制的改革创新，调动医务人员的积极性，提升基层服务的能力，才能增强全体人民健康福祉。

（三）公立医院改革带来的利好

1. 基层医疗的服务量大大提升

自从全国百分之九十的公立医院都参加了医联体之后，医疗资源配置更加完善，使得基层补短板得以实现，目前基层医疗的服务量已经超过了55%，一改过去基层看病人少、门可罗雀的状态。

2. 基层人才配置继续完善

切实加强基层和边远地区的服务能力，主要通过多途径增加全科、儿科、康复科护理、产科人才的供给。

3. 基层药品种类增加

慢性病患者可以开长处方，基层药品种类不断增加，常见病逐渐分流到基层。

4. 制定1200多个临床路径

近期，7000多家医院全面实施临床路径，制定的1200多个临床路径基本覆盖了常见病种，使得就医更加规范化。

5. 抗菌药物用药率下降

临床用药行为不断规范，抗菌药物在医疗机构中的使用率下降了近50%。

6. 县医院医疗技术显著提高

县域的就诊率、看病率不断提高，一些复杂的手术诸如颅脑手术、肿瘤切除在多县医院已经能够正常开展。

随着改革的推进，破除旧机制建立新机制，但巩固和完善新机制非一朝一夕能够达成，国家会通过各种持续性医疗体制改革改善很多不完美的地方，各个短板抓紧补齐，包括卫生人才队伍在农村边远地区的建设等，这些都会着力解决，认真对待，尽早实现"健康中国"的战略目标。

改革一直都在路上，随着体制机制改革的不断深化，医疗资源发展的不均衡未来的解决途径主要集中在发展基层医疗，因此，社会对基层医生的需求以及要求会不断提高，同时也要提高基层医疗工作者的积极性，这就需要国家通过各种措施来落实，实现"健康中国"需要社会各界一起努力！

四、法治进步对医改的影响

2017年12月29日，中国人大网公布了《中华人民共和国基本医疗卫生与健康促进法（草案）》（以下简称《草案》），并开展了为期一个月的征求意见过程。《草案》第三条首次在法律层面上规定"健康是人的基本权益"，提出"全社会应当共同关心和支持医疗卫生与健康事业的发展""各级人民政府应当把人民健康放在优先发展的战略地位"，这不仅强调了全民参与医改的必要性与迫切性，更突出了政府在推动医改中的重要性。同时，《草案》中的第七十五条对确定基本医疗服务项目、基本公共卫生服务、服务范围及内容的责任方做了清晰的界定。在第七章《筹资与支付》中，《草案》明确规定了各级政府的职责，如第七十三条规定"各级人民政府建立与经济社会发展、财政状况和健康指标要求相适应的医疗卫生与健康投入机制"。法治的进步不仅使得各项政策的落实程度大大提高，也为医改的深入推进保驾护航，让医改建设有了法律层面的保障。

五、医学发展对医改的影响

医学的发展影响着医学工作的思维和行为，它通过医学模式的转变直观地体现。而医学模式主要由医学实践与医学认识构成，包括诊断观、疾病观、健康观和治疗观等。医学模式在人类历史中共经历过四次变革。早期的医学模式由于受到政治文化、现实经济等条件的影响，带有明显的神灵及宗教主义色彩，随着人们认知水平的不断提升，后期能够更加客观和科学地看待医疗，神灵主义医学模式和自然哲学医学模式便是此间衍生而出的医学模式。医学研究自19世纪以来随着科技的不断进步，逐步从宏观步入微观，进入分子水平。以细胞病理学和实验生理学为先导的各种生物科学体系，成为医学发展所依赖的对象，某器官的器质性病变与治理是此阶段医学诊断和治疗最为关注的话题，机械论的医学模式和生物医学模式在此时期应运而生。1977年，"为了理解疾病的决定因素，达到合理的治疗，医学模式必须要考虑到患者、患者生活的环境以及由社会建立的医疗保障体系，即医生的作用和卫生保健制度"由美国罗彻斯特大学精神病和内科学教授恩格尔提出。这标志着原本的"生物医学模式"逐步转变为"生物—心理—社会"医学模式，即现代医学模式。从此，人的因素在医学中逐渐被重视。现代医学的人体观认为人是自然和社会的统一整体，局部与整体统一，机体与环境统一，形态结构与功能活动统一，生理与心理统一。"生物—心理—社会"医学模式自从20世纪70年代建立开始，医学人文这门作为一个探讨医学源流、医学规范及医学价值的学科，获得了持续的发展，其教学与研究出现了热潮，医学认知和实践更加注重人文关怀是此阶段的医学发展的重要内容。

现代医学模式实际上是医学的纵深拓展和横向延展，对人们健康的维护和疾病的诊治不仅提供了科学技术的支撑，更赋予了其社会人文属性。深化医改中，现代医学模式的形成和发展，促进了医改向医学全过程、生命全过程及社会全方位的拓展，引发了健康中国新国策新行动的产生和推进。

六、健康中国背景下的医改

根据党的十八届五中全会战略部署，2016年10月25日，《"健康中国2030"规划纲要》在中共中央、国务院的批准下正式印发。《"健康中国2030"规划纲要》的编制和实施是保障人民健康的重大制度，也是健康中国建设在今后15年的行动纲领，更是我国履行对联合国"2030可持续发展议程"承诺、积极参与全球健康的治理的重要举措。

2018年3月27日，"国家卫生和计划生育委员会"更名为"国家卫生健康委员会"，新组建的国家卫生健康委员会正式挂牌。"卫计委"到"卫健委"，新组建的国家卫健委重新定位职能，将人民健康作为民族昌盛和国家富强的重要标志。国家卫健委的主要职责是协调推进深化医药卫生体制改革，组织制定国家基本药物制度，负责计划生育管理和服务工作，监督管理公共卫生、医疗服务和卫生应急，拟订医养结合、应对人口老龄化、国民健康政策措施等。国家卫健委的更名是新时期健康中国政策贯彻落实的组织保障，医改工作在健康中国背景下将更加有条不紊地持续推进。

推进健康中国建设是深化医改、促进卫生与健康事业协调发展的内在要求。我国卫生与健康领域面临着老问题与新情况叠加、发展问题与改革任务交织、巩固已有改革成果与拓展深化新领域改革并重的复杂局面。医药卫生事业发展还存在不少短板，供给服务质量偏低、资源总量不足、资源配置不合理、人员结构不平衡、基层服务能力薄弱、老少边穷地区发展滞后。深化医改进入深水区和攻坚期，触及更多的深层次矛盾和问题，面临的都是更难啃的"硬骨头"。公立医院的逐利机制尚未消除，大处方、过度检查等问题仍然存在。城乡居民医保筹资标准偏低，医保在控制费用、发挥对医疗行为的有效激励约束方面亟待完善。药品流通秩序不规范，药价虚高问题突出。我们要坚持以问题为导向，直面挑战，敢于担当，全力以赴破解这些难题。

第二章 新中国的医疗卫生创建与发展
（1949年—1995年）

一、计划经济下的医疗卫生事业

20世纪50年代初，医院的全部收支纳入国家预算管理，政府会计包含了医院会计。国家把医院作为政府工作的组成部分，其中医院的收入全部上缴政府，同时支出也全部由政府支付，1954年，"全额管理，定额补助"的管理办法正式在医院实行。1955年9月30日，《关于改进医院财务管理的联合通知》由卫生部、财政部联合下发，将"全额管理，差额补助，年终结余一律上缴财政"的管理办法落实到医院财务管理工作中，作为政府的附属机构，国家对医院进行全额管理，医院会计是政府会计的组成部分，虽然医院会计核算体系此时处于萌芽阶段，但隶属于政府会计体系。医院会计采取独立核算计算收支差额，由政府按医院收支差额进行补助，年终结余要一律上缴财政。

20世纪60年代初期，医院财务管理制度不断深化改革，"全额管理，定项补助，预算包干"逐渐取代原来的"全额管理，差额补助"制度。1960年2月5日，卫生部、财政部联合下发《关于医院工作人员的工资全部由国家预算开支的联合通知》，国家对医院的投入逐步增加，同时降低收费标准，并且对医院的差额补助改为包工资，充分体现医院是人民卫生福利事业性质，医院依旧是附属于政府的机构，医院会计仍是政府会计组成部分，但在预算包干的大环境下，医院会计已经对医院的收支实施独立核算，虽然医院会计隶属于政府会计，但是由于医院行业的特性，医院会计已充分体现其相对的独立性。

20世纪70年代，医院从政府部门相对独立出来，对于医院经济国家进行了改革，政府对医院采取了定项补助，在政府的定项补助下，医院实行独立核算，而与之相对应的医院会计体系也逐步独立出来。众所周知，计划经济时期我国整个经济发展水平较低，资源有限，但是在有效的制度安排下，我国用百分之三左右的GDP投入医疗卫生服务，几乎满足了所有社会成员的基本医疗卫生服务需求。主要有以下几点成功经验：

第一，医疗服务目标与三级医疗服务网设置合理。提高公众健康水平是各级、各类医疗卫生机构明确定位的服务目标，具有公益性质。城市地区形成了三级医疗服务及卫生防疫体系：主要由市、区两级医院和街道门诊部（所）组成；农村地区形成了三级医疗预防保健网络：以村卫生室为基础、乡（镇）卫生院为枢纽、县医院为龙头。其中，政府部门直接创办的国有医院作为医疗服务体系的主体，城乡集体经济的集体所有制机构则作为体系中的连接末端，这使得医疗卫生服务的可及性大幅度提高。由政府牵头，确保医疗卫生事业的资金投入，并用计划手段进行管理，机构和从业人员个人经济利益与医疗卫生服务收入没有联系。

第二，医疗卫生工作路径清晰合理。成本低、效益好的常见病和多发病的治疗是医疗卫生工作的重点；工作技术路径强调中西医结合，选择适宜技术。突出"预防为主"，医疗服务机构与公共卫生机构之间，保持着良好的协同关系，多种寄生虫病和地方病被有效控制，各种烈性传染病被完全消灭或基本消灭，在这之中群众性的爱国卫生运动发挥了重要作用。

第三，医疗费用保障机制覆盖范围广。农村地区逐步普及合作医疗制度，其覆盖面之广最高达到农村人口的90%左右，与之相对的城镇地区建立的劳保医疗制度和公费医疗基本覆盖了所有的劳动者。在发生疾病风险时，全国绝大部分人口都可以得到不同程度的费用保障。除此之外，以公益性为特征的公共卫生服务体系，同样具备很强的医疗费用保障和转移支付功能。

第四，政府充分发挥主导作用。政府的主导作用在计划经济时期是决定性因素，医疗卫生的经济来源主要是政府，这就为绝大多数居民对最低限度的医疗卫生服务需求提供了保障，为中国人民健康水平的迅速提高提供了强有力的保障。

有优点就有不足，计划经济条件下，由于医疗服务体系的迅速扩张，国家对卫生事业总体投入和专业技术教育跟不上，使得医疗卫生服务的总体技术水平较低。与此同时，过于严格的政府计划管理，让医疗人员和医疗服务机构的积极性和创造性在一定程度上受到影响，使得"看病难、住院难、手术难"成为当时严峻的问题，缺医少药更是主要矛盾。

二、医疗卫生领域的市场化改革

由于大环境的影响，全国都处于上升初期，各个领域刚刚起步发展，医疗卫生领域与其他领域相比，暂时不能放在首要位置。所以，在改革初期医改最初的形式非常明确——"给政策不给钱"。

20世纪80年代，"全额管理，定额补助，结余留用"是当时国家制定的医院管理制度，实行定额补助、按编制床位的办法逐渐取代包工资的办法。随着国家经济体制改革的不断深入，为了缓解国家补助相对减少的状况医院需要解决经济独立运转。

1979年，时任卫生部部长的钱信忠提出卫生事业要通过经济手段管理，1981年3月18日，医院的经济管理在卫生部发布了"医院经济管理暂行办法"后走上了快车道，1988年2月，新的预算管理办法出台，对医院国家实行"全额管理""差额（定额、定项）补助，超支不补、结余留用"。1989年，为了适应医院改革、开放新形势的需要，医院会计进行了一次新中国成立以来会计制度比较大的一次改革，建立了福利基金、奖励基金和事业发展基金，解决医院自我维持；分别对医院医疗、药品、制剂进行核算，来反映三项内容的经营成果；同时将原来的收付记账法改为借贷记账法，收付实现制改为权责发生制，来提高医院会计信息质量。此次医院会计制度改革，医院会计核算体系已成为独立的会计体系，医院会计行为和医院经济管理不断加强，医院会计信息质量得到显著提高，对于医院经济发展具有深远的意义。财政对卫生的投入在这一阶段中，比重开始逐步减少。统计表明，1980年，卫生总费用中政府卫生投入占1/3，1990年该投入占卫生总费用降为1/4。

国务院于1992年9月下发《关于深化卫生改革的几点意见》。卫生部按照文件中"建设靠国家，吃饭靠自己"的精神，在"以工助医、以副补主"等方面对医院做出了新的要求。特殊护理、手术、特殊病房等新事物在这一阶段像雨后春笋般在医疗系统中涌现，与此同时，卫生系统内部存在的争论日益激烈，主要分为两种思路："医院是不是掉到钱眼里"、政府主导还是市场改革。这两种思路处于针锋相对的地位，市场化的声音在20世纪90年代一直处于主导地位。

1993年5月，时任卫生部副部长的殷大奎在全国医政工作会议的报告中明确表示反对医疗服务市场化，被推崇市场化的声音认为"思想保守，反对改革"，在会议上持不同观点的两派争辩激烈。1999年1月1日，由国家财政部、卫生部联合制定的《医院会计制度》与《医院财务制度》正式施行。

我国医药卫生体制改革的大政方针随着2000年国办发〔2000〕16号文件《关于城镇医药卫生体制改革指导意见的通知》的发布正式明确。与此同时，13个配套文件一起出台，这些文件分别是：《关于改革医疗服务价格管理的意见》《关于卫生事业补助政策的意见》《关于深化卫生事业单位人事制度改革的实施意见》《医院药品收支两条线管理暂行办法》《关于发展城市社区卫生服务的若干意见》《关于医疗机构有关税收政策的通知》《关于开展区域卫生规划工作的指导意见》《关于改革药品价格管理的意见》《药品招标代理机构资格认定及监督管理办法》《医疗机构药品集中招标采购试点工作若干规定》《关于城镇医疗机构分类管理的实施意见》《关于病人选择医生促进医疗机构内部改革的意见》《关于卫生监督体制改革的意见》。这些文件标志着医疗行业改革新一轮的起航。

2000年，医院市场化改革，以宿迁仇和拍卖医院而被大众所熟知，五年下来，宿迁除两家公立医院其余133家公立医院均被拍卖，"医疗事业基本实现政府资本完全退出"是宿迁政府当时的自我评价。财政投入的不足则是上述的根源，虽然政府卫生投入的绝对数逐年增加，但是跟不上卫生总费用的上升速度，占卫生总费用的比重是不断下降的：1978年，政府卫生投入占卫生总费用比重为32.2%，到2002年下降为15.2%，24年间下降了17个百分点。

医疗卫生事业改革在这一阶段有如下几个特征：

基本确立了医院的走向是商业化、市场化。在医疗卫生事业这方面，政府的投入大幅度下降，市场需求状况决定了新建医院的服务目标定位和布局。在医院内部管理和微观组织方面，企业化的管理模式逐渐被推广应用。原先的三级医疗服务网络完全崩塌，县级医院不再发挥龙头作用，乡镇卫生院缺乏资源，乡村医生更是失去了集体的支持和保障、医疗服务机构之间则正式进入全面竞争阶段，由原来的协作关系转变为竞争关系，适者生存物竞天择的法则在此处表现得淋漓尽致，而医院则转变为具有独立经营意识的利益主体，实行独立经济核算。除了医疗领域，追求经济同样成为了公共卫生领域的目标。然而，商业化、市场化服务方式与医疗卫生服务可及性相悖，使得城乡差别、地区差别、贫富差别越来越大，广大农村地区甚至重新回归到缺医少药的状态。"看病难、看病贵、因病致贫、因病返贫"成为大多数民众的问题，医疗服务公平性是此阶段的主要矛盾。

在此期间，医疗服务的公平性明显下降。医疗保障（保险）制度在城镇地区所覆盖的人群不足全部城镇从业人员的一半，约 1 亿人左右；而在农村地区所覆盖的人群更少，只有全部人口的 10% 左右。换言之，个人和家庭的经济力量基本决定了医疗服务上的需求。基于牟利动机下的医疗卫生服务机构，往往会提供大量的过度医疗，使得卫生总费用不断增长，虽然改革开放以来全社会卫生总投入和医疗服务价格迅速攀升、但是全民综合健康指标并未有显著的改善。

政府对卫生投入增幅下降，对医疗投资责任的缺位已引发一系列问题。一些卫生、健康指标出现恶化现象，同时改革开放前已被控制的部分地方病、传染病开始死灰复燃，公共卫生危机如 SARS 所暴露的诸多问题，已经充分显示出这些社会问题的严重性。不仅如此，一系列社会问题诸如贫困、群体间关系失调、公众情绪不满上升等接踵而至，医患矛盾就是在此阶段不断激化，"举证责任倒置"也就是中国此阶段特色的产物，这也实属无奈之举，但是一旦拖延时间太久，不仅影响国家的经济发展与社会的稳定，更会影响公众对接下来改革的支持程度。

医改目标由于趋利动机的影响明显偏失。直接将医疗服务机构确定为第三产业，视之为一般企业，将改革的性质过度市场化，政府忽视了医疗卫生服务于社会的大目标，或者说放弃自己的责任，让医疗服务机构自负盈亏来实现创收，鼓励医疗卫生机构仅仅追求经济目标，必然损害患者和社会的利益。

在吸取该阶段教训的同时，也要肯定此阶段取得的成果，医生数量、医疗服务机构的数量以及床位数量通过市场化改革都比计划经济时期有了明显的增长，技术装备水平全面提高，医务人员的个人能力迅速提升，能够开展的诊疗项目不断增加，医疗服务领域的供给能力得到显著提升。市场化改革的推进，不仅提高了医院内部的运转效率，使得经济质量得到保障，也带动了医疗服务机构及有关人员的积极性。

三、医改市场化定性的讨论

2005年5月24日，卫生部政策法规司司长刘新明的讲话被刊卫生部《医院报》头版头条。《中国青年报》在同年6月20日引用该报道，将刘新明的观点"市场化非医改方向"传递给大众。社会大众对于医改基本不成功这个现实深以为然，看病难、看病贵始终是尚未解决的社会问题。

"我国医改基本不成功"的结论于2005年7月，在国务院发展研究中心研究员葛延风主持的《中国医疗卫生体制改革》课题组研究报告中得出，报告指出，目前对卫生的投入宏观效率低下以及医疗服务的公平性下降，得出医疗卫生体制倾向于商业化、市场化是完全错误的结论，这违背了医疗卫生事业的基本规律。

随着改革中对市场化的探索，政府对药品生产与流通体制、医疗领域的行政管理体制的订制都发生了非常大的变动，鼓励支持医院自我发展，对医疗领域事业的资金投入力度下降，不断弱化对医疗领域事业的行政管理职能，如今医院趋利性的根源，就是医院此阶段对于创收的过度追求。

第三章　新世纪后的中国医改之路
（2003 年—未来）

一、新世纪医改起航（2003 年—2008 年）

中国长达 15 年的医疗体制改革，在 2003 年随着两件大事的发生，正式拉开了帷幕。

一件事发生在江苏宿迁，在"深化市场经济改革"的政策之下，各行各业在 2003 年前后均高举市场经济的大旗，其中以江苏省宿迁市为最，为了加快改革，在市委书记仇和的主导下，展开了拍卖医院的举措，将全市下到基层的乡镇卫生院上至三甲级别的市医院，全部拍卖处置，这一举措，对于后来的改革影响意义深远。

另外一件事是 SARS 的发生，当时这种病毒肆虐全中国，举国上下所有的公共卫生均投入资源，但是病源在很长一段时间内都无法查明，对于疾病的传播更是无法控制，这使全国上下人人自危，最后还是香港大学的研究团队率先成功分离病毒。疾病的控制同样存在一定的运气成分，因为病毒活性在入夏后因为气温升高下降，逐渐停止了更广范围的蔓延。

当时飞速发展的中国在 SARS 的影响下，发展停滞超过三个月，这使得许多体制内外的中国人惊醒：医疗卫生的投入关乎整个社会乃至国家的发展，SARS 的发生是一次警钟。此时全国上下均都意识到需要加大对医疗的投入，在新时期政府的主导下，2003 年开始政府卫生支出骤然提升。上述事件的发生，使得新时期医改之路的顶层设计逐渐被中央高度关注。为了给中国医疗下一个十年的体制探索前路以及做准备，2003 年一项前瞻研究由国家发改委和卫生部牵头悄然起步。

2005 年，课题小组在发布了一个中期成果，公开宣布：商品化和市场化取向的中国医改"不成功"。并痛批宿迁的"卖光"政策，同时毫不留情地批评自身改革的失败，这份由主管部委牵头实施的研究报告如此做法极为罕见，使得社会大众一时之间舆论哗然。医改也就是从此刻开始成为了社会所关心的热点话题。

身负"顶层设计"职责的国家发改委在收到舆论的关注后倍感压力，医改方案原计划在 2007 年"十七大"前交卷，但是后期越议越复杂，为了求得周全，罕见地向社会大众征求意见，不仅咨询国内知名院校、智库，更委托了国外咨询公司麦肯锡、世界银行、世卫组织等国际组织，出了共计 9 个方案。

在收集的过程中，涌现出数量繁多的医改领域专家，并提出不同种类的方案和建议，让人目不暇接，但是他们往往代表不同的利益。追溯到医改的本源，这些方案和建议基本可以归为两派：补需方和补供方。

经过 2003 年的 SARS 事件之后，对于医疗的财政投入中央和地方越加重视，投入就像开闸的水库一样，瞬间释放出无数的资源。增加投入成为社会大众的共识，如何分配资源就成了大问题：依据什么规则分配？财政资金支付给谁？由谁主导分配？这些都是与各方自身利益切实相关的，而不是无关痛痒的政治清谈。对于即将到来的大量财政投入来说，新增投入是各方争论的核心，是以增加医保投入的方式补贴给老百姓，还是公立医院直接吸收。其中，前者补贴的是患者（需求端），简称"补需方"，也叫作"市场主导派"；后者补贴的是医院（供给端），简称补供方，也称为"政府主导派"。

在补需方、补供方的主导下，从一开始中国医改就一直处于争论的状态，并且长期处于这种状态。在医改中，主要由国家发改委、原卫生部、财政部、人社部和物价部等中央部委掌握医改关键话语权，补供方还是补需方在这之中，都有着雄厚的势力支持。

首先是国家发改委：作为医改方案的顶层设计部门，发改委的最终目的是主张争取更多的资源（主要是人员编制和财政投入）投入到医改中，促进改革尽快成行，尽快交卷，在希望增加医保投入"补需方"的同时，又希望增加更多设施设备投入"补供方"，属于中间路线，立场摇摆。

其次是卫生部（后改组为国家卫健委）：坚定要求"补供方"，作为公立医院的代言人，大力主张公立医院所有支出由财政包揽，强力推荐英国国民健康体制（NHS）的公立医院全额供养，促进公立医院完全行政化。这是坚定的"补供方"。

接下来是财政部和人社部：财政部对于"补供方"所导致预算无底洞始终保持天然的警惕，作为改革的买单方，对开销相对可控的"补需方"方案坚定支持。在"补需方"方案中，人社部作为承接者，希望借助此次改革掌握对公立医院的绝对话语权，并建立"全民医保"，坚定支持"补需方"。

最后是物价部门：物价管理在中央是由国家发改委的一个司局主管，但是物价部门在地方层面是一个独立的部门。政府、患者和医保三方负责卫生的支出，而后两者买多少单与定价权有关，因此地位十分重要。

医疗服务定价一直都是物价部门的忌讳，一旦提高，政治压力和民生拷问则会接踵而来，因此，大部分地区始终保持低水平医疗定价。而对于医院的压力，想要转移压力，或者是降低定价，则要靠财政投入的增加，从本质上更倾向于"补供方"。

各中央部委在讨论与制定医改方案的过程中，隶属于不同派别研究机构的学者，为各自支持的部委代言，尽可能争取到更多的资源。抛开具体的实际情况，这个议题本身是无所谓对错的。一个简单的例子可以说明：在国家的初期发展过程中，相当部分人群吃不饱饭，对于人民现阶段的饮食问题，政府认为需要加大财政投入，施行财政预算，为所有人民每天提供三个馒头。而现在有两个方案可供选择：

第一种办法：补贴给需求方，即发行食品兑换券，每人每天有三个馒头的限额，人民凭券去市场兑换馒头，政府根据商家的兑换券向其支付现金。

第二种办法：补贴给供给方，即政府出钱雇人做馒头，建立救济点，其中由政府支付人工、原料、管理，以象征性的价格甚至免费将做出的馒头发放给人民。

人民吃不上馒头的问题从表面上看这两种办法均能解决，但在实际生活中，无论是"补需方"还是"补供方"，想要实施都需要一定的前提条件。

补需方的前提，是商家能够自我约束，如果馒头铺店大欺客，即使老百姓手里有买馒头钱，还是吃不上物美价廉的馒头，而这就是"市场失灵"理论，其本质是为了让竞争重新有效，有必要创造出一个新的内部市场，但是如果导致市场失灵的信息优势方（医生和医院）依然具有优势，那么市场依旧以另外的方式继续失灵。

补供方的前提，是政府执行部门能够自我约束，行政效率较高，公立医院在收到财政投入之后，医疗资源在经过巨大的医疗体系运转后，能够持续输出物美价廉的医疗服务。简单来说，就是政府出钱开店，不仅要物美价廉，更要供应充分。经过这么多年的实践，这在实际操作中具有一定的难度。

最终的结果是各部门、研究机构、学者，对于医疗改革这个话题，都以自己的长处与他人的短处相比，仅仅只是停留在理论阶段而无实际的具体操作。经过时间的推移，一直到十七大后新的领导班子到任，对于医改这个提升民生的切入点，高层不再等待，在2009年，医改方案在两会前正式审定成行。

在我们这样一个大国家，经过历史的证明，任何缺少最高权力机构的指挥，让行政系统自行其是，最后的结果往往都是部门之间互相掣肘。在2009年医改方案中，最为明确的内容就是加大财政投入，但是其中的投入机制、路径以及其中具体的操作细节并不明确。陈竺主任在2007年表示，"到2010年，在全国初步建立基本医疗卫生制度框架。"《关于深化医药卫生体制改革的意见（征求意见稿）》于2008年10月14日正式公布，并公开征求意见。《关于深化医药卫生体制改革的意见》方案在2009年1月21日由国务院常务会议通过，这意味着新医改的正式起航。

医改方案发布后，时任财政部副部长在国务院新闻办公室召开的新闻发布会上表示，近期三年预计在医疗领域新增投入8500亿元，其中"补供方"占三分之一，"补需方"占三分之二。但是这只是初步的计划，具体的投入结构还需要结合医疗领域的实际情况，通过财政部逐年的预算程序才能最终确定。

从上述来看，"补供方"和"补需方"在方案制定阶段尚未定论，在实践中的真实投入项目，依然需要双方努力去争取，而双方也继续在争论。

二、新医改的探索（2009年—2015年）

（一）供方观点为主

基层医疗卫生机构的投入路径，逐渐成为这场遭遇战的核心。与之前的理论之争不同的是，大量的预算储备已经准备好，投入路径一旦确定，亏空已久的社区卫生服务机构、乡镇卫生院账户就会收到源源不断的资金注入。这笔资源是巨大的，更是各方部门、群体最为关心的。

2009年前后，全国乡镇卫生院突然开始大规模增加人员，相关人员迅速填满了这些机构空余的编制。无论"补需方"还是"补供方"谁赢，这些突然涌向于基层的人一定会受益。

　　2009年，医疗改革整体是具有一定的逻辑顺序的：下层乡村医生数量巨大，一直没有落实编制问题，历史欠账太多，不好改；上层市县级的二级、三级医疗机构利益关系由于之前改革错综复杂，牵一发而动全身，也不好改；经过仔细考量，中间乡镇街道一级医疗机构，自然成为改革先行地。

　　从看起来比较简单的改革开始，这正是所谓的"摸着石头过河"操作指南。"补供方"和"补需方"都深刻的意识到，如果此次能够主导基层医疗卫生机构的投入模式，那么在接下来市县大型综合公立医院改革的主战场中占有主导权，这是一场关键的前哨战，2009年医改方案中的"探索对基层医疗卫生机构实行收支两条线等管理方式"则成为两派争夺的焦点。

　　"收支两条线"从本质上讲可以认为是变相意义上的全额财政保障，一旦成行，就是完全的"补供方"的方案。此时，"安徽模式"横空出世，在"补供方"的天平上压上了一枚重重的筹码，打破了双方长久以来的平衡。安徽的医改模式就是用"数人头算账"这种方式，对需要投入的资金做出计算，然后直接将核准后的资金拨入乡镇卫生院，让"收支两条线"实现真正意义上的应用，同时取得"降药价"（取消药品加价）与"保工资"（提升到事业单位平均水平）两项成果。

　　说简单一点，就是政府花钱将乡镇街道一级的医疗机构"养"了起来，尽可能在基层医院让老百姓解决掉自己的大部分的医疗问题。虽然安徽与其他中部省份相比经济不发达，但是其文化擅于创新和总结，近40年来不缺多种"模式"。这次安徽模式所展现出来的魄力，为"补供方"增加了一枚重量级的砝码，"安徽模式"也因为成为新闻联播的常客后，逐渐浮现在人民群众眼前，国务院也数次在安徽召开医改现场会，在全国高调推广"安徽基层综合医改经验"。

　　事已至此，东部省份也就不在等待观望，而西部省份直接由中央指导执行，直接通从指令即可，"安徽模式"在短短一年左右席卷全国。乡镇卫生院被注入数以千亿计的财政投入，源源不断。从某种意义上来讲，这是基层医疗卫生机构史无前例的。

（二）需方观点强势

2010年前后，尽管"补供方"在地方不断开辟土壤，但是支持"补需方"的强力部门并没有放弃，在这个过程中制定了一系列的对应方案，并在中央层面迅速成行。医保是"补需方"方案的关键承接者，因此全民医保迅速兑现。2009年由于职工、居民、农民三张医保网依然存在不少漏洞，在医保保障之外有着大量的游离人群。2009年医保投入开始急速增加，这也就逐渐带动了三类医保的执行力度，医保由此成为医改投入增长的主要引擎，使得相当部分人群参保甚至出现了重复参保现象。

其次，引进社会资本这条"鲶鱼"，推进市场化改革放开社会资本办医，这是改革中屡试不爽的方法。在2010年发布的《关于进一步鼓励和引导社会资本举办医疗机构的意见》中，明确提出"优先考虑社会资本"。总体来说，由于公立医院的掣肘，以及医疗乱象较多，事实证明社会资本办医效果不是很理想。

作为"补供方"重量级砝码的安徽模式，在运作几年后，已经到了步履维艰的地步。政策的初衷是希望"降药价"和"保工资"这两个产出，不过药品采购权的高度集中决定了降药价的施行，全省集中招标取代原先的乡镇自行集中采购，药品的中标价格在这之中也越来越高，使得基层机构丧失仅有的一点价格优势。而"保工资"令基层医务工作者重返大锅饭时代，严重缺乏积极性，导致基层业务量不断下滑。

例如，在2010年的一份安徽省肥西县卫生局工作总结中就提到：大部分病人大都去了民营医院或者合肥市的大医院，当年全县基层医疗卫生机构住院人数下降57%之多。更加严重的是在流感肆虐之时，缺乏积极性的社区医生们连感冒竟然都开始拒诊，这不仅刷新了公众对于基层医疗卫生机构的认知下限，更是透支了政府的公信力。

基层医疗机构在这之中没有发挥应该有的作用，但是却由财政承包其各项资源。老百姓根据自己的实际情况纷纷涌入大城市的公立医院，一时间大型三甲医院人满为患。任何决策一旦成为体制的标签，也就意味着获得了体制的保护，会被认定从一个胜利走向另一个"胜利"。虽然在2011年安徽模式便在安徽被悄悄叫停，安徽省于2015年也废止了"收支两条线"。但至少在2011年的舆论当中，安徽依然接受着其他省市的学习甚至模仿，依然是全国医改的典型。

同时，"补需方"在实际中也未收到预期的效果。最富成效的算是"全民参保"，这可以说是医改在三年的成绩单上最华丽的一笔，医保在医疗市场上也借此成长为一个极为强势的监管部门，公立医院的预算约束由各级医保对其实施（有些地区的医保资金支付率低至不足60%）。诸如门诊报销、按床日付费、异地报销、单病种付费、护理保险等可以帮助提高医疗效率、真正富有技术含量的这些政策，无一例外地都进展缓慢，尽管各国医保的通行惯例都包含这些，甚至党和政府的工作报告中也早已写入了这些政策。至于"管办分开"和"社会办医"，更是被体制巧妙地搁置了。

医改在整个"十二五"期间继续沿着之前三年形成的惯性沿袭下去，城市公立医院改革和县级公立医院改革也逐渐展开，核心内容主要包括三项："增加投入""降低药价""保障工资"，但是结果仍然是看病"难"，也仍然是看病"贵"，群众缺乏"获得感"（新华社评论）。与此同时，同期的基本公共卫生、需方大增的医保等投入效果也不明显。与全世界相比，中国走上了一条供需皆补的特色道路。两方的投入按照"补供方"和"补需方"的关注领域都大幅增长，并且始终旗鼓相当，效果互相抵消是最后的结局。

（三）民营衰弱

2010年前后，一个史无前例地对社会资本友好的文件（《关于进一步鼓励和引导社会资本举办医疗机构的意见》）被推出。4年以后，《促进健康服务业发展》也随之出台，社会资本参与医疗服务得到支持，也逐渐上升到产业政策高度。

但是，与遍地开花的"莆田系"民营医院相比，符合政府期望的良性市场参与主体起步较晚，数量也较少。打假专家"王海"在1998年对备受诟病的性病游医开展调查，得到的事实着实令人震惊：在全国范围实行皮肤病"科室承包"的东家，均出自福建深山中的莆田市东庄镇。从医学的角度来讲，莆田系操盘者们几乎没有受过什么高等教育，医学知识储备也就可想而知。但是他们善于利用市场营销，营销方式随着时代的进步不断更新，电线杆广告、电视广告、搜索引擎等等，每一次媒体升级他们都不缺席，堪称市场营销的头号玩家，而如此之高的营销成本，自然而然的就被附加在患者身上，这些最终都是由就医的患者买单。

但是，莆田系医院每隔几年都会发生一些重大问题，从而使得全国上下群起攻之，经过数次事件之后，莆田系医院隐藏得越来越深。随着"科室承包""老中医"等经营模式逐渐退出舞台，2016年，震惊全国的"魏则西事件"使得"百度推广"这一模式浮出水面，莆田系医院也因该事件进入新的"隐藏时期"。其中，参与基因编辑事件的深圳和美妇儿科医院最新被曝出来，而它则隶属于"莆田系"四大家族之一的林氏家族。

当然，民营医院并不仅仅只有莆田系医院，民营医院中同样存在优秀的行业代表，如厦门长庚、北京和睦家、武汉亚心，但是他们的发展一直都是被"管办合一"的体制所限制。在这种体制下，最为核心的医疗资产——优秀专家资源，被公立医院以事业编制、科研课题、学术地位和行政资源等多重体制绑定。从而使得民营医院在学科发展上缺乏领军人物，那么与之相对应的，对于政策设计者所赋予的期望就不能达到，长期处于边缘化状态。大部分公立医院的医生即使提升待遇，对跳槽至民营医院也不会过多考虑。

大量劣质的供给横行、真正优秀的供给太少，这些都是民营医疗机构所面临最为直接的问题，也是整个中国医疗供给侧所面临的困局。

这不论对于"补供方"还是"补需方",都是始料未及的。中国的复杂性在于各方都有自己的想法,顶层设计有自己的方案,医院有自己的计划,医药供应商有自己的打算,患者有自己的要求,民营医院中的操盘者有自己的目标,在这场博弈中每一方都想做赢家,但是这是不可能的,总有一方是最终的买单者。自2009年医改政策颁布以来这近十年,"补供方"和"补需方"之间的竞争,催生了各种政策文件,这些文件上到中央下到地方,但是一些问题依旧得不到解决:基层医院难以为继,民营医疗乱象横生,莆系医院在体制外野蛮生长,医疗资源在体制内进一步集中,超级医院不断出现等。

经过一系列超过6万亿的政府各项资金投入后,"补供方"和"补需方"两方终于形成了一项共识:在医改上,仅仅财政投入是不可能成功的。

三、新医改的持续发展(2015年—至今)

随着时间的推移与各项政策的落实"补供方"和"补需方"中的"补"字已经不再是那么的重要。从需方而言,需要关注的是患者应该去哪里看病;从供方而言,重点是医生应该在哪里执业。前者推进了一个叫作"分级诊疗"的制度;而后者,则促成了"多点执业"的政策落实。

分级诊疗与多点执业这两个词,逐渐成为了近年来医改的热点词汇。与前期改革的方向做比较,"分级诊疗"政策属于"补供方"的后续延伸,引导患者有序就医,平衡各级公立医院之间的差距,主要通过行政手段来达到;而"多点执业"政策则倾向于前期的"补需方",其目的在于破除民营医院与小型医院的发展瓶颈,主要通过打通医生人力资源的流动来实现。

国务院于2016年正式出台《关于整合城乡居民基本医疗保险制度的意见》,明确提出了具体的整合的路线方法和时间进度;同年,全国联网的信息化平台建设逐渐成熟,异地跨省就医结算工作也稳步推进;

"国家医疗保障局"在 2018 年正式组建，这是我国医改中具有重大历史意义的一座里程碑，意味着在医改工作中我国打开了新的局面，该举措对整合医保管理的职能，将部门间不必要的工作交叉降至最低，工作效率大大提高，医保体系的建设在此基础上也就有了完备的组织保障。

四、新医改历年政策和举措

（一）2009 年

1.《国务院关于深化医药卫生体制改革的意见》

2.《卫生部关于调整和制订新型农村合作医疗报销药物目录的意见》

3.《国家基本公共卫生服务规范（2009 年版）》

4.《2009 年秋冬季甲型 H1N1 流感疫苗预防接种指导意见》

5.《国家发展改革委关于公布国家基本药物零售指导价格的通知》

6.《国家基本药物目录（基层医疗卫生机构配备使用部分）》

7.《关于进一步加强基本医疗保险基金管理的指导意见》

8.《关于建立国家基本药物制度的实施意见》

9.《国家基本药物目录管理办法（暂行）》

10.《关于进一步加强基本医疗保险基金管理的指导意见》

11.《国家基本药物目录（基层医疗卫生机构配备使用部分）》

12.《关于全面开展城镇居民基本医疗保险工作的通知》

13.《关于建立国家基本药物制度的实施意见》

14.《关于巩固和发展新型农村合作医疗制度的意见》

15.《关于做好新型农村合作医疗管理能力建设项目有关工作的通知》

16.《关于进一步完善城乡医疗救助制度的意见》

17.《医药卫生体制五项重点改革 2009 年工作安排》

18.《关于加强卫生人才队伍建设的意见》

19.《卫生部办公厅关于做好 2009 年下半年新型农村合作医疗工作

的通知》

（二）2010 年

1.《关于公立医院改革试点的指导意见》

2.《关于进一步鼓励和引导社会资本举办医疗机构的意见》

3.《关于大力发展城市社区卫生服务的决定》

4.《国务院办公厅关于印发医药卫生体制五项重点改革2010年度主要工作安排的通知》

（三）2011 年

1.《2011年公立医院改革试点工作安排》

2.《医药卫生体制五项重点改革2011年度主要工作安排》

（四）2012 年

1.《"十二五"期间深化医药卫生体制改革规划暨实施方案》

2.《关于开展城乡居民大病保险工作的指导意见》

3.《关于县级公立医院综合改革试点意见》

（五）2013 年

1.《加快推动公立医院改革》

2.《积极推动社会办医》

3.《扎实推进全民医保体系建设》

4.《关于巩固完善基本药物制度和基层运行新机制的意见》

（六）2014 年

1.《分级诊疗试点启动》

2.《推进药品价格改革方案（征求意见稿）》

3.《互联网食品药品经营监督管理办法（征求意见稿）》

4.《县级公立医院改革步伐加快》

5.《关于推进县级公立医院综合改革的意见》

6.《医疗器械监管条例修订》

7、《大病保险试点全面推进》

（七）2015年

1.《深化医药卫生体制改革2014年工作总结和2015年重点工作任务》

2. 国办发〔2015〕7号《国务院办公厅关于完善公立医院药品集中采购工作的指导意见》

3. 国办发〔2015〕14号《国务院办公厅关于印发全国医疗卫生服务体系规划纲要（2015—2020年）的通知》

4. 国卫办财务发〔2015〕17号《国家卫生计生委办公厅关于印发公立医院预决算报告制度暂行规定的通知》

5. 国办发〔2015〕33号《国务院办公厅关于全面推开县级公立医院综合改革的实施意见》

6. 国办发〔2015〕34号《深化医药卫生体制改革2014年工作总结和2015年重点工作任务》

7. 国办发〔2015〕38号《国务院办公厅关于城市公立医院综合改革试点的指导意见》

8. 国卫办财务发〔2015〕39号《县级公立医院成本核算操作办法》

9. 国办发〔2015〕45号《国务院办公厅印发关于促进社会办医加快发展若干政策措施的通知》

10. 国卫药政发〔2015〕70号《国家卫生计生委关于落实完善公立医院药品集中采购工作指导意见的通知》

11. 国办发〔2015〕70号《国务院办公厅印发关于推进分级诊疗建设的指导意见》

12. 国卫财务发〔2015〕85号《国家卫生计生委关于印发预算管理

单位国有资产使用管理办法的通知》

13. 国卫体改发〔2015〕89号《关于印发控制公立医院医疗费用不合理增长的若干意见的通知》

14. 国卫基层发〔2015〕93号《关于进一步规范社区卫生服务管理和提升服务质量的指导意见》

15. 国卫人发〔2015〕94号《关于加强公立医疗卫生机构绩效评价的指导意见》

16. 财社〔2015〕263号《关于加强公立医院财务和预算管理的指导意见》

（八）2016年

1. 国医改办发〔2016〕1号《关于印发推进家庭医生签约服务指导意见的通知》

2. 国医改函〔2016〕1号《国务院深化医药卫生体制改革领导小组关于增加上海等7省（区、市）开展综合医改试点的函》

3. 国发〔2016〕3号《国务院关于整合城乡居民基本医疗保险制度的意见》

4.12月8日国医改发〔2016〕3号《国务院深化医药卫生体制改革领导小组关于印发深化医药卫生体制改革典型案例的通知》

5. 中华人民共和国国家卫生和计划生育委员会令第10号《医疗质量管理办法》

6. 国卫办医发〔2016〕12号《关于印发县医院医疗服务能力基本标准和推荐标准的通知》

7. 国卫体改发〔2016〕20号《关于确定第四批公立医院改革国家联系试点城市及有关工作的通知》

8. 国卫办医发〔2016〕24号《关于印发住院病案首页数据填写质量规范（暂行）和住院病案首页数据质量管理与控制指标（2016版）的通知》

9. 国卫医发〔2016〕36 号《关于印发医学影像诊断中心基本标准和管理规范（试行）的通知》

10. 国卫医发〔2016〕37 号《关于印发医学检验实验室基本标准和管理规范（试行）的通知》

11. 国卫医发〔2016〕43 号《关于印发遏制细菌耐药国家行动计划（2016—2020 年）的通知》

12. 国办发〔2016〕47 号《关于促进和规范健康医疗大数据应用发展的指导意见》

13. 人社部发〔2016〕56 号《关于积极推动医疗、医保、医药联动改革的指导意见》

14. 国务院总理李克强 12 月 21 日主持召开国务院常务会议，通过"十三五"卫生与健康规划财社〔2016〕242 号三部委《关于加强基本医疗保险基金预算管理发挥医疗保险基金控费作用的意见》

15. 人社部发〔2016〕88 号《关于深入学习贯彻全国卫生与健康大会精神的通知》

16. 国卫办医函〔2016〕936 号《关于印发三级综合医院医疗服务能力指南（2016 年版）的通知》

17. 发改价格〔2016〕1431 号《关于印发推进医疗服务价格改革意见的通知》

18. 中共中央国务院印发《"健康中国 2030"规划纲要》

19. 中共中央办公厅、国务院办公厅转发《国务院深化医药卫生体制改革领导小组关于进一步推广深化医药卫生体制改革经验的若干意见》

（九）2017 年

1. 人社部发〔2017〕10 号《人力资源社会保障部财政部国家卫生计生委国家中医药管理局关于开展公立医院薪酬制度改革试点工作的指导意见》

2. 国办发〔2017〕12 号《国务院办公厅关于印发中国防治慢性病

中长期规划（2017—2025年）的通知》

3. 国办发〔2017〕13号《国务院办公厅关于进一步改革完善药品生产流通使用政策的若干意见》

4. 人社部发〔2017〕15号《人力资源社会保障部关于印发〈国家基本医疗保险、工伤保险和生育保险药品目录（2017年版）〉的通知》

5. 国办发〔2017〕32号《关于推进医疗联合体建设和发展的指导意见》

6. 人社部发〔2017〕36号《关于做好2017年城镇居民基本医疗保险工作的通知》

7. 国办发〔2017〕37号《国务院办公厅关于印发深化医药卫生体制改革2017年重点工作任务的通知》

8. 国办发〔2017〕55号《国务院办公厅关于进一步深化基本医疗保险支付方式改革的指导意见》

9. 发改价格〔2017〕68号《关于推进按病种收费工作的通知》

（十）2018年

1. 国卫体改发〔2018〕4号《关于巩固破除以药补医成果持续深化公立医院综合改革的通知》

2. 国卫体改发〔2018〕50号《关于开展建立健全现代医院管理制度试点的通知》

3. 国卫体改发〔2018〕53号《关于印发加快落实仿制药供应保障及使用政策工作方案的通知》

4. 国办发〔2018〕83号《关于印发深化医药卫生体制改革2018年下半年重点工作任务的通知》

5.2018年6月中共中央办公厅印发《关于加强公立医院党的建设工作的意见》

（十一）2019年

1. 国办发〔2019〕4号《国务院办公厅关于加强三级公立医院绩效考核工作的意见》

2. 医保发〔2019〕30号《关于做好2019年城乡居民基本医疗保障工作的通知》

第四章　新医改对医院医患双方及业务的影响

一、医院医务人员对新医改认知与评价

（一）江苏省综合性医院医生对新医改认知

2009年3月颁布的《2009—2011年深化医药卫生体制改革实施方案》，标志着中国医改进入了新阶段，中国特色医药卫生体制改革的建立也面临着新的机遇和挑战。为此，我国许多地区根据本地经济发展程度和医疗政策的历史沿革进行了形式多样的医改探索。江苏省作为首批新医改试点省，具有一定代表性，了解江苏省新医改进展对深化医改具有重要意义。同时，临床医生作为医改的主力军，了解他们对新医改各项政策的看法，对评价新医改在江苏省的实施效果、发现存在问题并提出相应的解决措施，具有重要意义。

1. 对象和方法

（1）调查对象

2017年8月，选取江苏省内南京、苏州、无锡、扬州、南通、淮安、徐州7个城市共计14家综合性医院的在岗临床医生作为调查对象，其中每个城市选取1家三级医院和1家二级医院。选取标准：在岗临床医生，涵盖全院临床科室，职称分布兼顾高、中、初级职称，所有人员

自愿参加本次调查。

（2）研究方法

文献研究法，通过用"新医改""医生认知""医方认知"及"认知研究"等关键词，从中国知网数据库，搜索近年来关于新医改医生认知方面的文献资料，并对这些文献进行研究和分析。问卷调查法，问卷调查表为笔者根据有关文献并结合江苏省综合医改情况自行设计。调查过程中向调查对象说明调查目的、意义及填表的注意事项。问卷调查内容包括：①调查对象基本信息。包括性别、年龄、文化程度、职称、工作年限、所在科室以及平均每周工作时长等。②对江苏省新医改情况的看法。包括新医改以来工作量是否增加、收入水平是否提高等个人工作感受方面的看法；医患关系是否改善和看病难、看病贵的现象是否好转等看病过程方面的看法；医保制度实施情况、医院环境是否改善、医疗质量是否提高、医德医风建设效果等对医院变化的看法以及对基本药物制度、分级诊疗、医联体建设、家庭医生签约服务实施现状的认知及评价情况。

2. 统计学分析

利用 Epidata3.1 软件录入与管理数据，使用 SPSS20.0 软件进行统计分析。主要采用描述性分析方法、卡方检验以及多分类 Logistic 回归分析，得出相应的调查分析结果。P ≤ 0.05 为差异有统计学意义。为确保所得问卷调查结果的质量，在设计阶段对问卷进行了多次修改，尽量减少或排除干扰问题或诱导性问题，提高问卷质量。为确保问卷结果真实性和有效性，调查之前，均取得被调查者知情同意。调查时采用规范化程序，不加任何诱导，由被调查对象在调查者的监督指导下完成问卷，完成调查后当场进行检查、补漏，确认问卷合格。资料的整理过程中，录入前逐一检查问卷有效性，严格按照数据类型、统计学的条件限制，选择合适的统计方法对数据进行总结分析，严格控制混杂因素。

3. 结果

（1）调查对象分布情况

调查对象为江苏省内综合性医院医生，包括 7 家三级医院和 7 家二级医院，共发放 770 份问卷，收回有效问卷 674 份，有效率 87.5%。其中三级医院共计 361 份，二级医院 313 份。

（2）调查对象基本情况

此次调查的在岗临床医生共计 674 名，其中男性 387 名（57.4%），女性 287 名（42.6%）；调查对象年龄主要集中在 30~45 岁；本科和硕士及以上学历的医生占此次调查人数的 90.0%；所在医院各个临床科室均有涉及，以内科和外科为主；62.0% 的医生平均每周工作时长为 40~60 小时，工作时长 60~80 小时的临床医生约占本次调查总数的四分之一。

（3）对个人工作量和收入变化的认知

66.5% 的医生更希望政府医改经费投入能侧重于医务人员劳动收入方面，其次是医疗保障。72.0% 的医生认为新医改以来工作量有所增加，但 42.3% 的医生认为收入没有变化。不同城市间医生对工作量的看法存在统计学差异（x^2=45.784，P<0.01），对收入变动的看法存在统计学差异（x^2=55.242，P<0.01），南京地区的医生较其他城市医生更能感觉到工作量和收入的增加；不同科室的医生对工作量的看法存在统计学差异（x^2=33.434，P<0.01），内科和外科的工作量高于其他科室。

表 4-1　对工作量和收入情况的认知

	工作量		收入水平	
	例数	构成比 %	例数	构成比 %
明显增加	254	37.7	6	0.9
略有增加	231	34.3	163	24.2
没有变化	167	24.8	285	42.3
略有减少	15	2.2	121	18.0
明显减少	7	1.1	99	14.7

（4）对医患关系和看病难、看病贵问题的认知

医生作为与患者直接接触的医务人员，在医患关系的评价上有一定的话语权。认为新医改以来医患关系和看病难、看病贵问题略有改善

的医生分别占20.3%、24.9%、27.9%，近55%的医生没有体会到变化
（表4-2）。对医患关系的看法在不同城市和科室医生间有统计学差异，
苏南比苏北地区医生更觉得医患关系略有改善（x^2=50.403，P<0.01），
外科医生相对内科来说更能感觉到医患关系有所变化（x^2=56.532，
P<0.01）；南京地区医生认为看病难问题相对淮安、徐州来说略有改善
（x^2=39.643，P<0.01）。不同科室医生对看病难、看病贵问题的看法也
存在差异（P<0.01），儿科医生认为看病难问题有所恶化。

表4-2　对于医患关系、看病难、看病贵问题的认知

	医患关系		看病难		看病贵	
	例数	构成比%	例数	构成比%	例数	构成比%
明显改善	6	0.9	25	3.7	23	3.4
略有改善	137	20.3	168	24.9	188	27.9
没有变化	306	45.4	383	56.8	353	52.4
略有恶化	139	20.6	61	9.1	79	11.7
明显恶化	86	12.8	37	5.5	31	4.6

（5）对医院变化及基本药物制度实施情况的认知

在医保制度的实施效果、医院环境和设施建设效果以及医疗质量
方面，33.7%的医生认为较新医改之前，医院环境和设施建设效果好，
7.9%的医生认为医德医风建设效果非常好（表4-3）。不同等级医院医
生对所在医院变化的看法存在统计学差异（P<0.01），二级医院医生更
能感觉新医改以来医院医保、环境、医疗质量有所提高。知道基本药物
制度已在各自医疗机构实行的医生占到了本次调查的82.2%，仅少数医
生（17.1%）不清楚现在的实行现状。基本药物制度实施后，有26.3%
的医生认为处方权受到一定程度限制。

表 4-3 感知医改对医院变化的认知

	医保制度实施效果		环境和设施建设效果		医疗质量		医德医风建设效果	
	例数	构成比 %	例数	构成比 %	例数	构成比 %	例数	构成比 %
非常好	16	2.4	27	4.0	27	4.0	53	7.9
好	115	17.1	227	33.7	265	39.3	345	51.2
一般	416	61.3	359	53.3	354	52.5	262	38.9
差	88	13.1	51	7.6	19	2.8	11	1.6
非常差	42	6.2	10	1.5	9	1.3	3	0.4

表 4-4 对基本药物制度实施情况的认知

	例数	构成比 %
实行，用药占比大	211	31.3
实行，用量少	343	50.9
未实行	5	0.7
不清楚	115	17.1

（6）对分级诊疗、医联体建设、家庭医生签约服务的认知及成效评价

表 4-5 对分级诊疗、医联体建设、家庭医生签约服务现状的认知情况

	分级诊疗		医联体建设		家庭医生签约服务	
	例数	构成比 %	例数	构成比 %	例数	构成比 %
非常了解及比较了解	391	58.0	374	55.5	93	13.8
一般及听说过但不太了解	278	41.2	212	31.5	414	61.4
不知道	5	0.7	88	13.1	167	24.8

对家庭医生签约服务听说过但不太了解的临床医生要多于分级诊疗和医联体建设，在三项新医改重点举措中，比较了解分级诊疗现状

的医生占据了大多数，三者间有统计学差异（表4-5）。对分级诊疗、医联体建设、家庭医生签约服务的效果评价持正面态度的医生分别占66.3%、52.8%、43.7%，三者间有统计学差异，医生对于家庭医生签约服务的认同度略低于分级诊疗和医联体建设（表4-6）。不同级别医院医生对新医改重点举措的了解程度也不尽相同，三级医院和二级医院医生对医联体建设现状的了解具有显著差异（P<0.01），在对其成效评价上也具有显著差异（P<0.01），在对家庭医生签约服务的知晓率上也存在显著差异（P<0.01）。

表 4-6　对分级诊疗、医联体建设、家庭医生签约服务成效的评价

	分级诊疗		医联体建设		家庭医生签约服务	
	例数	构成比 %	例数	构成比 %	例数	构成比 %
非常有效	76	11.3	37	5.5	26	3.9
有些效果	371	55.0	319	47.3	268	39.8
效果不大	169	25.1	159	23.6	181	26.9
不会有效	28	4.2	20	3	64	9.5
不确定	30	4.5	139	20.6	135	20.0

4. 讨论与建议

（1）临床医生对新医改评价概述

江苏省作为全国4个率先进行省级综合医改试点的省份之一，在2017年进入医改深水区，各级财政医疗卫生支出总额达1923亿元，医疗卫生支出占省级财政比重超10%。本次调查显示，66.5%的医生更希望政府医改经费投入能侧重于医务人员劳动收入方面，其次是医疗保障。截至2017年9月，江苏省全民医保体系已建立，约有7505万人参保，参保率97%。但在医保基本全覆盖的背后也存在一些亟待解决的问题，调查中有61.3%的医生认为医保制度实施效果一般，究其原因主要集中在报销项目限制较多，报销过程烦琐、异地报销等几个方面。本次调查结果还显示，26.3%的医生感受到新医改以来，处方权略有减少，

可能与2016年7月起江苏省成为全国率先全面叫停门诊输液的省份，从而规范临床用药，进一步限制抗菌药物使用量有关。目前，江苏省公立三级医院的抗菌药物使用率降低到10.6%，符合国家的要求。

本次调查结果表明，江苏省临床医生对新医改政策实施情况，尤其是对新医改的各项举措均有了解。2016年底江苏省分级诊疗人次达1.6亿，占总诊疗人数的60%，问卷调查中发现，医生普遍认为分级诊疗措施必要且可行，84.4%的医生会建议病情较轻的患者转诊至基层医疗机构看病，在实际实行过程中，上转十分顺利，但在下转至基层医疗机构的过程中还存在一定阻碍，基层医疗机构希望上级医院不定期来进行行业务指导。约90%的乡镇及社区卫生服务中心开展签约服务，人群签约率达32.1%，重点人群签约率44.8%，医联体建立已达187个，但在实际调查过程中发现，部分医生反映所在医疗机构医联体运营规模小，运营阻力大。在医生群体中，分级诊疗的知晓度略高于医联体建设，家庭医生签约服务的知晓度要略低于医联体建设，在未来改革中仍需继续注意对家庭医生签约服务制度的改革和完善。

本次调查中，近55%的医生认为医患关系较新医改之前没有变化，20.3%、24.9%、27.9%的医生认为医患关系和看病难、看病贵问题略有改善。近年来医患关系一直处于紧张状态，主要原因可能是媒体尤其是自媒体的发展，诱导社会舆论向医患不和谐方向发展，影响患者对医疗行业的看法。未来继续深化医改的过程中，看病难、看病贵问题仍是重中之重，重视和投入必不可少。

结果显示，医生的工作量在不同城市、职称、科室和工作时长上存在显著差异，在江苏省实施新医改以来，平均每周工作时长在60~80小时的临床医生约占本次调查总数的四分之一。苏南比苏北地区医生更觉得医患关系略有改善，科室的不同导致对医患关系的评价存在显著差异。外科的医患关系比内科紧张，可能是由于外科手术风险高，是医疗纠纷和医疗事故高发科室。但外科看病难问题的改善程度比其他科室高，儿科认为看病难问题略有恶化。医联体是实现医药卫生体制改革

"保基本、强基层、建机制"综合目标的重要举措，分级诊疗知晓情况方面，医生学历越高知晓率越高，淮安地区医生知晓率高于其他地区，工作时间越长对分级诊疗的效果评价越高，内科比其他科室医生更觉得分级诊疗有效。

（2）建议

本次调查，针对反映出的江苏省内不同群体临床医生在新医改情况反馈上存在差异、工作量与收入水平并不匹配、临床医生对家庭医生签约服务知晓率略低于医联体建设和分级诊疗，以及医联体之间的活动形式有待完善等问题而提出如下五点建议。

首先，正确认识医务人员认知差异及原因。调查结果显示江苏省内不同群体临床医生在新医改情况反馈上存在差异。基层医疗卫生机构在分级诊疗、医联体建设、家庭医生签约服务中扮演着重要角色，应在二级医院间大力宣传新医改各项举措，给予基层更多的政策支持，平衡科室间、不同年龄段医生认知差异，从而提高基层医生总体认知率，了解江苏省内医务人员认知差异，以此合理配置卫生资源，明确资源的流动方向。

其次，重视医务人员权益、优化薪酬管理制度。医务人员的工作满意度与其自身福利待遇密切相关，作为医改的主力军，江苏省临床医生在本次调查中反映出工作量与收入水平并不匹配的问题。医务人员的支持是医疗改革的基石，年轻医生的工作热情和信心关乎医疗卫生事业未来的发展。注重人才梯队建设，适当增加临床医生的收入，重视薪酬管理，岗位间"差异化管理"，有利于鼓励三级医院医生下基层进行技术指导和帮扶，切实提高基层医疗服务水平，缓解看病难问题。

第三，加强家庭医生签约服务的宣传和推广。本次调查结果显示，江苏省临床医生对家庭医生签约服务知晓率低于医联体建设和分级诊疗。家庭医生的发展归根结底是全科医生的培养，做好家庭医生签约服务宣传推广工作，需要落到实处，给予临床医生、医学生更多的关于家庭医生签约政策的解读，提高其对签约政策的感知程度和认同感，并通过定向培养模式来平衡当前供需不对等的状况。

第四，丰富医联体间活动形式，促进分级诊疗有序发展。2017年江苏全面开展了城市医疗集团、县域一公里等多种形式的医联体建设试点，但仍有部分医生反映其运营规模小。医联体运行机制应在卫生行政部门宏观调控下推进，医联体内部需保证医保制度、药品供应的统一，避免有医无药，有药难开。在合作方式上，更多的医生倾向于一些常规活动例如专家坐诊、业务指导等。扩大活动开展的内容，利用信息化手段开展活动与沟通，注重医联体内部活动的质量，才能做到资源共享，实现优势互补，继续保证分级诊疗的平稳发展。

第五，建立及时有效的反馈机制。政策制定的好坏与否、合适与否，很大程度上需要通过政策受众的反应来显示。着手建立一个畅通有效的反馈机制，及时了解临床医生对于新医改政策推广的知晓情况，按时收集临床医生对于新医改的评价，对新医改中成效显著的做法进行宣传，对负面情绪进行引导，有利于医方对新医改形成理性认知，给政策制定者一定参考。

（二）苏北各级医务人员对新医改评价

笔者针对江苏省苏北某市卫生行政部门和医疗机构，就关于新医改的重要举措进行了为期一个月的区域覆盖式深度访谈和研究，以期对新医改试点工作实施现状和医务工作者的感受和评价有整体的了解。研究团队走访了苏北某市三级医院3所，县医院3所，区卫生服务中心4所，社区卫生服务站（村卫生室）6所，共访谈28名医务工作者。其中卫生行政部门管理人员3名、医院管理人员12名、医院一线医生13名。就新医改后该市医改试点的相关举措对受访人员进行深度访问，得到该市医务工作者对医改现状的评价和总体认知情况。采用半结构式访谈，事先对访谈机构进行分层筛选，受访单位囊括卫生行政机构—市三级医院—县医院—区卫生服务中心—社区卫生服务站（村卫生室），形成一个梯级结构。卫生服务站（村卫生室）分地域后采用方便抽样，访谈对象为该站站长及当天值班医生；其他医院由该市卫计委牵头，访谈对象为分管医改相关工作的院长和该院安排的一名一线医生。采用统一的访谈提纲，避免没有代表性的抽样或对某问题的疏忽产生偏见；访谈内容为新医改背景下该市重大举措实施现状、阻碍及存在问题；记录方式为笔记和录音相结合；对提问次序和方式没有特别规定。既让访谈内容便于归纳整理，又使研究具有一定弹性和灵活性。用轴心式编码整理，将各访谈资料归纳入访谈提纲初步设置的9个主题，发现各类别的联系；用选择式编码不断对轴心式编码的主题进行再组织，有选择的查找说明主题的访谈记录并对不同主题加以分析和探讨。首先对访谈的笔记和录音进行内容分析，整理出一份较为完整的访谈记录，然后根据轴心式编码和选择式编码得出的表格式文件运用主体框架分析法进行客观、系统描述与分析；同时，本研究运用一致性比较法，研究各级医疗机构认知及造成认知差异的可能因素；举例说明法，根据受访者的个人经历说明某个主题或观点。

1. 对新医改的总体认知

（1）基层卫生服务站评价普遍偏低

多数卫生站医务人员中表示对"新医改好印象"不明显，普遍较上级医疗机构和卫生行政部门评价低。分析造成这种评价差异的原因，主要有三个方面：一是各项补贴未到位，劳动价值未体现，各项政策落实不到位，使得基层医务人员职业幸福不高；二是工作繁重，出现职业倦怠。有人表示近几年疲于应付各项检查，难以保证所提供信息的真实性；各类公卫服务也使基层卫生服务所（站）工作人员负担较重；三是医疗责任风险大，职业安全感低。基层医疗责任险数额非常有限，出了医疗事故，也没有大医院的财力支撑，导致基层卫生服务机构惧怕承担高额的医疗赔付而不敢收治病人。

（2）"新医改好印象"多集中于基础医疗建设

主要有医保范围、额度逐年增加，基药及药品零差价的实施，基本医疗与设施建设。由此可见，该市在基础医疗建设上，不论是经济投入、政策支持，还是软硬件设施建设得到了各级医疗机构的广泛认可。

2. 新医改特色及经验成果认知

（1）家庭医生签约服务

目前全市乡镇、村卫生室签约覆盖率分别达到70.9%、19.5%。在对"医改最好印象"一问中，市卫计委和区卫计委人员均提到家庭医生签约服务，然而基层社区及乡镇卫生站在访谈中均无人提及，因此，其作为该市医改的一项特色试点，并未得到基层社区的广泛认可。

（2）医疗信息化发展迅速　卫生行政人员介绍该市2015年度升级改造了市县两级平台架构。该市医疗信息化发展较好，受访单位有两所卫生服务站因自身原因还未开展信息化医疗。其中一家卫生服务中心展示了区域人口健康信息平台和市、县远程会诊系统操作。该市医疗信息化建设现状良好，发展迅速，给患者看病带来了方便，实施中未实现全覆盖，仍需进一步落实。

（3）突出基层中医药发展和康复服务

中医医疗成本低廉且毒副作用小，相比西医而言可及性更强，其养生调理和保健康复优势也更加凸显。受访四家卫生服务中心均设有单独中医堂，各项康复设备齐全，主要负责接诊慢性病调理和术后康复病人，对分级诊疗起到一定推动作用。其今后发展还需依赖政策导向，如医保向中医药倾斜。

（4）配套政策，联动管理

该市2015年度出台的深化医改相关政策指导文件共27份，时间跨度从2015年2月至2015年12月，连续性政策指导支持形成了衔接配套的制度体系。该市卫计委人员介绍医改工作管理上，坚持上下联动、政策联动和措施联动，其组织指挥、宣传培训和责任落实的强化综合值得借鉴。

3. 新医改举措存在的问题

将访谈笔记和录音经过内容分析的初步整理后，采用轴心式编码对收集到的内容进行分门别类，以医改实践中存在的问题为选择式编码的依据，得到表4-7。

表 4-7 医方认知下医改现存主要问题

	基层亟待解决的问题	多点执业推行阻力	分级诊疗推行阻力	医保问题
1	人才紧缺	医院不支持	承接药品不对接	多保并存，标准不统一，公平性差
2	工资待遇	医生没精力	利益冲突	医保核算包干制不科学控费太死
3	上下级医院药品不衔接	体制不匹配	无具体标准	未发挥好杠杆调节作用
4	执法不规范	缺少规范化标准化配套政策法规	政府补助不足	医保卡非正当使用
5	工作量大	监管不够	服务质量差别大	个人账户资金沉淀
6	基层定位不明		体制	三保合一后管理问题
7	补偿机制不健全			

（1）人才紧缺是基层亟待解决的问题

受访人员表示人才紧缺是阻碍其医疗发展的首要因素。另外，上下级医院药品不衔接、不规范执法、基层定位不明确也是基层推进医改的重大阻碍。据悉该市基层医务人员以中专、大专学历为主，人才结构不尽合理，各医疗机构对高素质医务人员求贤若渴。由于基层工资待遇较低、工作量大、各项补偿机制不健全且落实存在偏差，难以吸引和留住人才。今年起该市有定向培养名额，然而，医院管理人员对定向培养与基层实际工作的恰当衔接存在疑虑。

（2）多点执业流于政府指导意见

多点执业并未落实。受访人员认为，该意见对医疗服务能力提升和促进执业者人尽其才具有推动作用，但障碍重重。医方认知的影响因素主要为：医院不支持、医生没精力、体制不匹配、缺少规范化标准化配套政策法规、政府监管力度不够。医生单位人的身份限制了多点执业开展，政府也未对其实施给予具体标准和法规保障，使得多点执业流于指导意见。

（3）分级诊疗上转易承接难

分级诊疗普遍存在上转畅通，承接困难的状况。医务人员认为，分级诊疗受阻的主要原因，有药品与上级医疗机构不对接；上级医院为经济利益很少建议患者下转；政府未给各级医疗机构明确定位，各项工作缺乏指标性标准；此外，由于服务质量的差异，患者自身不愿意下转；医保报销的杠杆调节作用没有发挥效用，基层医院与三级医院的报销比例差额小。

（4）医保核算不科学，系统繁杂造成卫生资源浪费严重

医保问题主要有标准不统一、包干制的核算方式不科学，控费太死、医保卡的非正当使用和个人账户资金沉淀。有受访者表示该市医保最大问题是三保并存，各自成一独立系统，造成了人员冗杂，程序繁杂；门诊统筹基金不够用，个人账户大量沉淀，在使医保不堪重负的同时造成医保资金的不合理使用。据悉，三保合一正在筹划，其合并后的人事等管理问题需经过一个过程。

4. 医改工作责任主体认知

根据轴心式编码得出各个受访者对该市新医改以来主要举措的实施现状、存在问题和一些建议做了主体框架的整理后，以问题出现的责任主体及其主要责任（仅列出主题词）作为选择式编码的标准将访谈内容整合得到表4-8。

表4-8　医务工作者认知下医改的责任主体及主要责任

政府	医疗机构	双方共同	社会
执法监管	支持力度	培养人才	舆论导向
基层定位	服务质量差异	体现医务人员劳动价值	
补偿机制	药品配套	廉洁建设	
体制	经济利益冲突		
规范化标准化配套政策法规			

（1）政府责任

政府执法不严，监管不力是阻碍医改纵深发展的决定因素；公立医院补偿机制的不健全使得医改的进程受到客观经济条件的限制，难以取得长足发展；而政府对于基层医疗机构定位的不明，没有针对性地开展各项工作，没有侧重点地眉毛胡子一把抓，使得基层医务人员疲于各项工作而成效甚微；由于缺乏具体的执行标准和相应统一的绩效考核指标，使得各项工作开展没有可以参考的基线，对于可做可不做的工作更多的医务工作者选择了观望；由于我国公立医疗机构体制的限制，在人事上医院基本没有自主权，严重限制了医疗机构主观能动性的发挥，对于人浮于事的现象也能望而叹之，特别是对于基层医务人员来说，积极性难以得到激发。另外，由于缺乏必要的管控，医保卡不合理造成医保不堪重负。

（2）医疗机构责任

各级医疗机构由于利益的冲突，对政府相关政策的支持力度不够，各项政策流于文件汇报材料，而难以得到真正落实的现象普遍存在，医务人员单位人的身份，受事业单位体制限制，行医自主权大大降低；基层医疗机构工作效率低下、卫生信息真实性不够、社区卫生站基础设施配备与现实需求脱节；各级医疗机构服务质量差别大，且基层医疗机构储备的基药与上级医院不配套，给病患的下转造成严重阻碍，推进分级诊疗举步维艰。

（3）政府与医疗机构的共同责任

政府的廉洁建设直接影响到医务工作者的工作热情和积极性，而各级医疗机构的廉洁建设对患者的就医体验有着举足轻重的分量；引进和留住卫生人才是政府和各级医疗机构的共同责任，从医院发展的角度来说，人才是发展的基石，医院对于人才的培养应有计划、有组织、有投入，而医院的成本也是有限的，特别是基层医疗机构，由于各项生活保障的落后，引进人才的困难不言而喻。对于国家来说，只有不断提高基层医务人员的综合素质，才能从本质层面推进分级诊疗，缓解大医院行医压力；而留住人才需要体现医务工作者的劳动价值，这不仅需要各级医疗机构建立合理的考核评价体系，更需要政府在完善各项补偿机制的基础上制定一个可参考的统一标准。

（4）社会责任

社会舆论导向影响。近年来，各种媒体挖掘博人眼球的医疗噱头，各类医闹和暴力伤医案件不断，不仅使得在职医务人员人心不定，也在整个社会营造了一种不信任医疗界的氛围。此外，人才缺失和医务人员劳务价值未得到合理体现也是医改受阻主要原因。

二、苏北患方对新医改认知与评价

1. 患方对新医改的认知

2009年4月6日国务院发布新医改方案后，我国许多地区根据本地经济发展程度和医疗政策的历史沿革进行了形式多样的医改探索。江苏省是新医改全国试点省之一，江苏盐城地区经济欠发达，在苏北地区具有一定代表性，了解盐城市新医改进展对深化医改具有重要意义。同时，患者作为医改的最重要需求方，了解他们对新医改各项政策的感知度和满意度，对评价新医改在盐城市的实施效果，发现存在问题并提出相应的解决措施，发挥着重要作用。2016年6月，笔者选取盐城市5家医院患者作为调查对象，其中包括3家三级医院和2家二级医院。选取标准为：患者均为门诊患者，患者意识清楚、语言表达清晰，并能独立或通过他人帮助，完成或填写所需调查问卷，所有人员自愿参加本次调查。本次调查按照以上入选标准通过偶遇法针对盐城市5家医院的门诊患者进行调查。调查共发放问卷225份，每家医院45份，回收完整且有效问卷209份，有效回收率92.9%。

（1）患者对新医改评价

48.3%的患者认为医疗保障是近两年医改中做得最有成效的方面，觉得医院楼房设备等硬件设施建设方面最有成效的患者占21.5%，17.7%

的患者认为新医改最具成效的地方是降低了医疗费用，7.2%的患者认为新医改在高技术医务人员引进方面颇具成效，仅有5.3%的患者认为医德医风表现方面是近两年医改中做得最好的方面。

在被问及"您所在地区的大医院会建议病情轻的病人到基层医疗机构就诊"时，42.1%的患者表示该医院从不建议病情轻的病人到基层医疗机构就诊，27.8%的患者表示偶尔建议，仅有5.7%的患者表示医院经常做出下转建议。37.3%的患者认为实施分级诊疗影响较大，但有33.5%的患者认为影响不大。

本次调查结果表明，盐城市患者对新医改政策实施情况的总体感知度较高。新医改实施以来对盐城地区患者带来了切身利益并受到了认可，尤其是在医疗保障方面，成效显著。2015年，盐城市基本医疗保险实现了全覆盖，契合了老百姓关于加大政府对医疗保障方面投入的期望。然而全覆盖的背后也隐藏着一些亟待解决的问题，比如患者反映报销比例小、报销过程烦琐、时间跨度大等。本次调查中，只有5.3%的患者认为医德医风表现是新医改中做得最好的部分，近年来医患关系一直处于紧张状态，主要原因可能是媒体尤其是自媒体的发展，诱导社会舆论向医患不和谐方向发展，影响患者对医疗行业服务的看法。

调查结果还显示除了医疗保障方面的问题之外，对于现行的药品制度，患者也给予了反馈。尽管2015年以来盐城市基本药物制度和医药价格综合改革实现全覆盖，市区7所公立医院取消了药品加成，但结果似乎没有达到预期的目的，大部分患者仍然认为药价过高。除此之外，就诊过程中医院给患者所开药量过多也是患者集中反映的问题之一。

（2）患者对新医改情况感知影响因素分析

本次调查主要围绕多点执业、分级诊疗、互联网医疗和个人健康档案等几个重点方面展开，结果显示不同性别和职业的患者在多点执业知晓度上有差异，同时，不同文化程度的患者在多点执业的效果评价上也不甚相同，可能是学历较高的患者较学历低的患者来说，更加关心医改的各项新闻和方针政策。我们还发现不同文化程度和职业的患者在互联网医疗知晓度上也存在差异，究其原因可能是学历较高人群更善于通过互联网去了解医疗。另外一些患者普遍反映大医院未曾建议一些病情较轻的患者到基层医疗机构就诊，说明医院对于分级诊疗政策的实施还不到位，但多数患者还是认为分级诊疗给就诊带来了不小的影响，前景可观。在对个人健康档案知晓度的调查中我们还发现不同职业患者在个人健康档案知晓度上的差异也有统计学意义。

然而仍有部分患者对新医改的具体措施政策不甚了解，这种现象的产生原因可能有两点：一是新医改方案的"专、涩、绕"，不仅使医改讨论专家困惑，公众理解起来也只是一知半解。二是相关部门对新医改的宣传力度不够，没有经过良好的教育或熏陶，公众对医改的了解仅仅停留在耳闻阶段。

三、新医改对公立医院临床路径的影响

2009 年 3 月，新医改以中共中央、国务院公布《关于深化医药卫生体制改革的意见》为标志开始，并提出了"有效减轻居民就医费用负担，切实缓解'看病难、看病贵'"的近期目标，以及"建立健全覆盖城乡居民的基本医疗卫生制度，为群众提供安全、有效、方便、价廉的医疗卫生服务"的长远目标。同时将优化服务流程，规范诊疗行为，调动医务人员积极性，提高医疗服务质量和效率及控制医疗费用成本作为当今公立医院医改重要课题。2016 年国务院又出台了一系列医改重点工作。临床路径管理是新医改中公立医院改革的核心举措之一，国家卫计委 2009 年开始尝试临床路径管理推进医改目标的实现，取得一定成效后，2015 年国家卫计委发布《进一步改善医疗服务行动计划》中明确要求"大力推行临床路径，至 2017 年底，所有三级医院和 80% 二级医院实行临床路径管理，三级医院 50% 的出院患者和二级医院 70% 的出院患者按临床路径管理"。本文探讨这些背景中利益焦点下，新医改重点工作对公立医院临床路径管理的影响。

（一）利益焦点下新医改对医疗相关方的影响

1. 新医改中相关主体的利益焦点

已有二十多年的中国医改进程，伴随市场经济发展而展开，试点方案颇多，成效各异。2009年的新医改，一举解决了我国95%人口的基本医疗保障问题。据笔者对北京、上海、广州、郑州、福州、安徽及江苏等地卫计委医改专家和三甲公立医院领导16人的深度访谈，以及关于医改的文献研究，得出结论：医改中，政府、医疗机构、患者、医药企业、医保部门和商保险行业是相对独立的经济利益体，医改费用问题是最核心的利益。新医改成效事实更证明，医改必须由各相关主体积极参与，各方利益得到有效保障，各方利益焦点要有一定的"重叠"。当然医改也涉及其他相关利益，综合列表如下。

表4-9 新医改中府、医、患、药、保主体的利益焦点分布

关注焦点	医改进程	经济收入	看病难看病贵	医保经费效益	医疗质量管理	社会声誉
政府	●		●	●	●	●
公立医院	●	●	●		●	●
患者			●		●	
医药企业		●				
医保和商保		●		●		

中国医药卫生体制改革，是政府领导下的国家重大民生工程，各级政府都很重视，而新中国成立以来公立医院一直是政府的事业单位，政治上和经济上都与政府保持着极为密切的关系，因此，政府和公立医院对医改的进展都高度重视，并作为自身利益的重点和焦点。

经济收入，对市场经济下的任何单位和个人都是生存之路，但是以医改背景为支撑的经济收入主体，只有公立医院、医药企业及医保和商保单位（医保单位有其特殊性），他们必然把经济收入的利益作为生存和发展的重中之重来把握。

　　看病难和看病贵，对政府是要解决的民生大事，也是政治使命和利益问题；对公立医院而言，是其医学职业价值观和医学伦理高度重视的问题，是公立医院意识和精神层面的利益所在；对患者，涉及亿万百姓的身心健康、生活幸福及经济状态，是天大的切身利益。

　　医保经费效益，表面看似是经济学的问题，实际是经济利益的博弈，经费投入回报的效益最大化是市场经济规律使然，因此，政府、医保（代表政府）及商保方面都高度关注医疗费用支出的合理性和有效性。他们博弈的对方，则是医院、医药企业及患者的利益。

　　医疗质量管理，即医疗服务质量和医院综合管理，表面看是医院的内部问题，实际上，对政府来说是医改和医疗保障的终端质量和成效反映，而公立医院实质就是政府的一部分；十几年来，公立医院在竞争激烈的市场环境下，都把医疗质量和医院管理作为自己的生命线加以重视；患者蜂拥到优质公立医院就医，就是看重这些医院良好的医疗质量和管理而可以获得更好更多的就医效果和体验。

　　社会声誉，扩展其含义，就是声望、口碑、信誉、品牌、效益等，作为提供医疗卫生服务的核心供给方，政府和公立医院当仁不让的重视社会各方对其的评价和褒贬，并根据这些声音不断改进完善各项工作。

　　总之，上述利益主体，都是经济社会共同体中的有机组成部分，他们在不同的位置就有不同的利益重点和焦点，就会为了维护各自利益焦点而触及或削弱其他主体的利益，厘清各方利益的主体和范围非常重要，可以使各方主体全面、理性、长远地看待自己和他方的利益关系，并进行有效沟通、合作、妥协。

2.2016年新医改重点工作对公立医院的影响

　　2016年4月，国务院常务会议确定了当年深化医药卫生体制改革重点，目的是让医改红利更多惠及人民群众。这些医改重点工作直接涉及公立医院的主要在六个方面，并对医院产生了利益驱动——增加医院经济收入。访谈医改专家和医院领导调查结果显示下表。

表4-10　2016年新医改重点工作对公立医院经济利益影响

利益动作	药品零差价，药品集中采购	增加公立医院改革试点数量	70%地市分级诊疗试点	二三级医院开展临床路径	公立医院推进绩效工资	健全公立医院补偿机制
政府有效推行	●	●	●	●	●	
公立医院增加收入动力	●	●	●	●	●	●

访谈结果表明，新医改推进以来，医、患、药、保四方问题并未得到有效解决，反而有愈演愈烈之势。医疗机构仍然在扭曲的补偿机制下无奈逐利。在没有建立全国普遍性的公立医院补偿机制的环境下，"药品零差价，药品集中采购"和"二三级医院开展临床路径"的改革，直接减少了医院的经济收入，显著增强了医院多途径增加经济收入的动力。而"增加公立医院改革试点数量""70%地市分级诊疗试点"及"公立医院推进绩效工资"三项改革举措，无疑直接增加了医院的运行成本，也直接减少了那些参与试点医院的收入，同样大大促进这些公立医院增加经济收入的愿望和动机。另一方面，这些医改新举措，对那些没有进入试点的公立医院会是什么样的启发呢？无疑是抓紧时间增加本院的经济收入，扩大医院的规模，增强医院资产实力。

此外，2016年8月初，国家人社部表示："即将研究试点公立医院取消事业编，并由政府财政进行差额拨款，未来公立医院将会实行全员合同聘任制，如果公共财政投入不足，公立医院会提高收费标准，由此加剧'看病贵'，以政府购买服务方式向公众提供的医疗服务，也会因政府购买价格过低而影响质量"。

分析综上情况，2016年全国公立医院均面临巨大的经济压力和创收动力，新医改在全力推进中遇到最难以绕过去的"屏障"——经济利益，政府主导的医改举措，目标非常正确和明确，但是，在短时间内，将"医改红利"的政治责任和经济责任集中到公立医院身上，缺失了调动医务人员积极参与医改的经济杠杆，使医改目标动力和医院生存发展动力未契合。

（二）临床路径管理在新医改中的作用与成效

1. 临床路径管理成为新医改中的重要抓手

临床路径（clinical pathway，CP），是美国政府为遏制医疗费用上涨过快，提高卫生资源有效利用率，于20世纪70年代开始实行的以"诊断"为依据的定额预付费制度。它是针对某一典型、常见、稳定的病种，从治疗、护理、康复、检测等医疗过程制定出一个比较科学、经济、适宜的临床诊疗照护方案。它既利于降低单病种平均住院日和医疗费用，又可以达到预期治疗效果的诊疗标准。临床路径管理是公立医院改革重要内容和突破口之一，它的改革机制涉及医疗过程管理、医疗服务收费、医疗质量和安全管理，因此，2009年新医改就将它作为公立医院改革的主要抓手，国家卫计委高度重视，年年推进。

根据"中国临床路径网数据上报平台"数据显示，至2011年12月，全国共有593家医院上报开展了临床路径管理试点工作，实际完成率84.17%。至2012年年底，我国共制定下发22个专业431个病种的临床路径，其中包括74个县级医院版临床路径。从2009年到2011年，开展临床路径管理的三级医院从191家降至111家，下降41.88%；二级医院从183家降至177家，下降3.28%。下列两张图或能证明临床路径管理对公立医院的影响力。

同时期，我国医务工作者对新医改中的临床路径管理表现出浓厚的兴趣，通过查阅中国知网数据库，发现以"临床路径"为关键词的论文数量，自2009年开始明显上升，至2015年仍保持在每年一千多篇论文。从论文学科统计看，大多集中在临床医学各个学科（专科），而且，在医药卫生政策与法规、医学教育与医学边缘学科及中医学领域也有大量文章发表，说明临床路径管理已经应用到医院几乎所有业务科室和医疗卫生管理方面。总计一万多篇的论文也显示，广大医务工作者和相关学者，对临床路径管理持有科学的态度和不断改进的愿望。根据中国知网关键词"临床路径"论文发表机构统计，发表≥24篇/单位的是解放军总医院等40家大学附属医院，说明这些医疗和管理水平最高的三甲医院，更能认识到临床路径的科学性和应用前景。

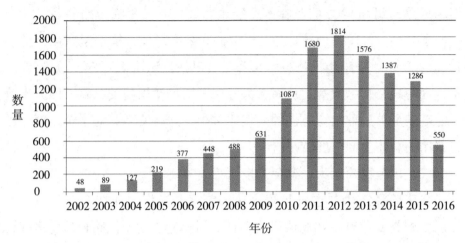

图4-11　中国知网关键词"临床路径"论文发表年度分布

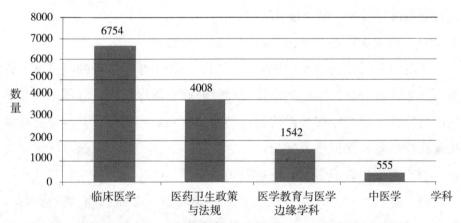

图4-12　中国知网关键词"临床路径"论文发表学科分布

2. 临床路径应用成效

作为一种比较成熟的医疗过程管理和费用控制的制度，临床路径从2009年一开始就通过强有力的医疗卫生行政管理推行与试点，并选择了典型和常见的单病种为实施对象，综合文献研究和专家访谈，确定临床路径在试点范围内，对保证患者合理医疗费用等五个方面有着显见成效。

（1）保证患者合理费用，抑制医疗费用过快上涨

近些年来，我国学者对临床路径开展研究，得出结论：开展临床路径对减少住院天数、住院费用有积极作用。高士洪等通过比较6865例临床路径组和6902例非临床路径患者数据，发现临床路径住院费用降低了8%~25%，平均住院日下降10%~25%，抗生素费用降低了19%~25%。临床路径从技术操作上，严格控制了大处方、昂贵药品、不合理的高新技术检查，从而大大降低了医疗费用超支风险。因为现阶段能够满足单病种结算条件的病例非常少，这就使得其对于全年度的医疗费用的总体控制力度较小。

（2）规范医疗行为，避免过度医疗

临床路径的机制本身是程序化的制度，操作层面在专业科室，管控层面则是专业科室和职能科室共同进行，它对超出该路径外的医疗行为完全能有效管理和控制，有效防范了医生诱导患者需求的动机与能力，能够规范医疗行为，避免过度医疗。

（3）减少医疗差错，提高医疗质量与患者安全

医院中的误诊误治及护理差错，相当多源于医疗过程的随意性、人为性及多因素变异风险。临床路径通过时间和顺序管理，降低医生犯错误的可能性，将医疗服务中的各种差错减少到最小程度，其结果必然是提高医疗质量，保证患者安全。

（4）提高患者满意度，促进医患和谐

患者就医思维一般关注的重点是病情状态、诊断结论、治疗效果、风险预后及医疗费用等，在患者安全有保障下，患方会更多关注医护态度、医患沟通及服务质量等。临床路径管理模式恰恰是给患者提供了一个诊断明确、治疗有效、风险可控、费用合理、态度良好、沟通到位的服务模式，所以，临床路径管理模式下的患者满意度显然是比较高的。由于患者版临床路径的使用，使患者主动参与诊疗过程，进一步促进了医患交流，从而提高了患者的满意程度，也体现了以患者为中心的服务理念。

（5）提高医院和科室管理水平，促进医院信息化建设水平

医疗服务的运行无疑是个庞杂的系统，涉及医疗、护理、检验、药械、后勤、管理等，医疗又有急诊、门诊、病区等，临床路径管理就是要把这些子系统科学整合，优化医院信息系统硬件和软件，并重组信息系统，才能有效运转，实现临床路径的目标。这对于任何一家开展临床路径试点的医院都是管理创新和管理升级。

3. 临床路径实施存在问题

尽管临床路径试点推广已经8年，试点医院大多是管理水平较高或领导较重视的三级或二级医院，取得成效毋庸置疑。同时研究发现，在当前经济利益为焦点的医改环境下，临床路径在实施过程中或继续推广和深入下去，面临下列四个具有"瓶颈"性的问题。

（1）利益焦点下对临床路径认识不到位

在专家访谈中发现，不少医院临床路径的试点工作进入停滞状态。试点初期，由于卫生行政作用和一定的期望值以及新鲜感，试点医院都给予了较高的重视程度，并很快开展起来。但是，随着公立医院改革力度加大，如限制医院药品和检查收费，如医保支付方式等，医院经济收入压力增加，由于担心实施临床路径会导致医疗收入下降，从而影响自身的经济利益，部分医师对临床路径产生抵触情绪，在临床实践中不能主动地实施临床路径管理，从而导致临床路径管理陷入困境。不少医院现在仅维持着少量的临床路径病例以应对上级检查。显然，这些医院没有真正认识到临床路径管理长远性和综合性的利益，持续扩大临床路径就没了动力。

（2）医院管理效能难以推进全面临床路径

实施全面临床路径管理不同于试点工作，其医院整体管理和细节管理都要做重大改革，各科室和各部门利益需要重新调整，如将临床路径纳入医院绩效考核中的带来的复杂和博弈，医院领导层面感受到了巨大的改革挑战。我国公立医院的领导绝大多数是医学专业背景，对行政管理和系统改革缺乏足够的知识与历练，作为医院管理的中坚力量，专业

科室和职能科室负责人更是如此。因此，在柔弱的医院管理环境下，全面推进临床路径，上上下下都是"心有余力不足"。

（3）许多医院未完成适应临床路径的医院信息化建设

临床路径管理之所以能提高管理效率，降低医生劳动成本，关键是有一个硬件和软件都优良的综合信息化网络操作平台，将原来的电子病例系统与临床路径管理系统合成运行。显然，这是需要大量经费、科学设计、专业开发、耗费时间、动用人力和物力的工程。调查发现，很多医院"卡"在这个环节上，经费要素、管理要素、技术要素等都是不易逾越的障碍。

（4）临床路径限制了医生自主临床思维的习惯

临床医学发展数百年来，医生已经非常习惯自主临床思维，习惯个人经验和技能的应用。从临床医学自身规律而言，个体化诊疗方案必然要发挥医生个体的聪明才智，这也是高水平医生专业能力的体现。在当下经济社会中，用临床路径来管束过度医疗和控制费用上涨是有益的选择，但是，医生自主与医疗管理发生了碰撞，毕竟广大患者都由一个个诊疗组的医生掌控，不少医生想方设法规避临床路径管理，也成为推广下去的普遍性难题。

（三）利益导向下新医改的临床路径管理对策

1. 以利益激励为医改政策导向

不论是2009年新医改开局对临床路径的重视，还是这几年国家卫计委对临床路径持之以恒的督导，都说明临床路径是公立医院改革的关键环节之一。全国二万多家二三级公立医院全面推行临床路径是浩大的工程，需要激发广大公立医院的内生动力，即给予他们经济为主的利益引导。国家医改政策要形成适当顾及医院利益的医保支付方式，补偿机制和法规上要给予医院和医务人员更高的经济收入，但同时必须承担必要的基层医疗服务的社会责任。

2. 积极渐进推广临床路径

作为经济社会发展非常不平衡的大国，我国任何一个改革举措都受到经济、政治、教育、文化及人口因素的制约。临床路径管理的制度优点固然再好，一下面对全国80%以上的公立医院，发生"梗阻"是必然，不可急于求成。稳健的推进方式，应是结合不同类别不同地区医院实际，循序渐进，改进优化，不宜运动式和政令式的强推。应该不断宣传，不断促进，不断帮扶，使公立医院逐步获得进行临床路径管理的综合实力，自觉自发行动起来。

3. 医院管理亟待科学强化

临床路径本质就是管理，而且是医学专业、员工管理、制度建设及设施建设的组合体，其科学性复杂性不言而喻。各级卫计委和公立医院还有相关专业协会，都应该认识到现代医院改革发展关键是管理水平的提升，要高度持续重视医院管理工作，为今后繁重的改革创造条件。

4. 医改政策需要多方沟通

医改政策属上层建筑，而医院则是经济基础，两个部分共同组成了医疗服务的"供给侧"，公立医院是新医改的最重要终端，临床路径仅仅是其改革的一项举措，却已经是牵一发动全身。全国性的医改进程，特别需要承上启下，自上而下与自下而上相结合，需要构建新医改决策、实施及评价的沟通平台，使新医改各相关主体通过长期磨合后形成利益共同体的机制，让公立医院作为医改主力军的作用更有效地发挥出来。

四、新医改公立医院的医患关系改善

2015年国务院发布《城市公立医院综合改革试点指导意见》，国家医改领导小组决定在江苏开展省级综合医改试点。公立医院占江苏省医院的34.58%（2014年），研究结果具有较大的可推广性和延展性。信息因素虽然不是造成医患纠纷的唯一原因，但事实表明医患纠纷必定和信息不对称有着密切联系。信息对称这一经济学概念不仅贯穿整个医疗服务流程，而且广泛存在于整个医疗卫生领域。鉴于此，本文从信息对称视角，探究近五年来江苏公立医院改善医患关系的举措，为江苏公立医院发挥医改主力军作用提供参考意见。

（一）信息对称性与医患关系

1. 信息对称性

信息对称（information symmetry），《英汉证券投资词典》释义为，相关信息为所有参与交易各方共同分享的局面。信息对称理论是近些年经济学的研究热点，米尔利斯等三位经济学家因这一理论而获诺贝尔奖。在市场条件下，要实现公平交易，交易双方掌握的信息必须对称。在当今信息化社会中，信息本身具有显著价值，供需双方只有了解对方领域一定相关业务和知识，在信息对称性好的状况下才能共享利益，持续良好合作关系。

2. 信息不对称下医患信任缺失

医疗行业在市场经济环境中，商业化色彩逐渐渗入，由于医学信息源自身的复杂性和高价值技术壁垒，让医患之间信息对称性明显偏低。医疗服务作为一种特殊商品在医患之间形成了一种不完全信息博弈。医方在医学信息、医疗权力、医疗资源等方面掌握了绝对的优势，患方则为弱势，因此，医患关系在信息不对称背景下持续紧张。2013年相关文献903份省内问卷统计受访者对医生人群的总体评价结果显示江苏省群众普遍对医疗行业存在不信任感。28.38%的人认为好医生比较少见，53.69%持中立态度，仅有7.93%的受访者认为医生总体很好。

（二）信息不对称诱发的医患问题与原因分析

1. 信息不对称产生道德风险与逆向选择

（1）医患道德风险

道德风险，指从事经济活动的人在最大限度地增进自身利益的同时，做出不利于他人的行为。在信息不对称背景下，医方由于对医疗信息高度掌握，成为诊疗过程中的主导力量，很容易为提高自身收益而对患方产生诱导需求，如夸大病情，过度用药、过度检查等，侵犯了患方利益和权益。2014年8月份起，在全省范围内组织开展了医药卫生服务价格专项检查。第一阶段涉及全省73家公立医疗机构，累计查出问题高达963个。

（2）医患逆向选择

由于患方对医疗信息缺乏，患方会逆向选择符合自身主观意愿的，而不是最适合自身疾病的方案。患者的主观意愿基本是选择专家看病，使得专家号一号难求，普通医生门可罗雀。患者这样的选择，不仅没有和自身疾病配套，也导致专家大部分时间都在处理一些常见疾病，而资历较浅的医生也很难得到锻炼。医方的逆向选择则，表现在为了规避医疗风险，预防医闹事件的发生，更倾向于选择治疗风险小、依从性高的患者。

（3）医保第三方支付的新问题

为了减轻患者支付压力，政府引入医保第三方支付机制。然而由于第三方支付方式本身，某种程度上加重了医患道德风险，患者感觉自己就医由他人负担的假象，就医节约意识降低，增强了医疗需求，还有让家人"搭车"医保的现象。对于医方来说，医患信息不对称，造成医方"满足"患方需要产生过度医疗的现象，在医疗风险普遍存在情况下，客观增加了医患矛盾和纠纷。

2. 信息不对称存在的原因

（1）医患信息源的复杂性与不对称

全世界有3700种疾病，人类认清的仅有700多种，不足20%；国际公认的诊断准确率为70%，抢救成功率为75%。这一信息即使在医疗行业内部也不是人人皆知，更不用说患方了。现代医疗行业是高专业性与高技术性的结合体，医学专业分工不断细化，新药物、新器械、新方案及新手段层出不穷，即便医务人员对各种信息把握也难以及时和精准，患方只能无奈顺应。

（2）信息传播主要障碍

第一，医务人员超负荷工作产生职业倦怠。2010年第四次国家卫生服务调查专题研究报告显示，75.8%的医务人员每周劳动时间超过40小时，有72.1%的医务人员曾连续工作8个小时以上，53.5%的医务人员有过离职意向。2011年中国"第四次医师执业状况调研"报告显示，95.66%被调查医师对当前收入满意度低。医务人员面临巨大工作压力和医患关系紧张，工作热情消耗殆尽，使医患沟通减少，效率降低，患方不满，对于提高医疗质量、自身职业发展和构建和谐医患关系都有消极作用。

第二，信息技术发展致信息可信度降低。网络环境给医患之间的沟通带来了新问题：网络健康信息良莠不齐，患者对这些信息获取和利用不足，筛选能力有限，对健康教育利用不足；在感叹高新技术加速传播的同时，所接收信息的可信度却大打折扣。一些媒体夹杂主观臆测地去报道医患纠纷事件，推波助澜了一些恶性伤医事件的发生，也危及了整个社会的和谐稳定。

第三，医学教育培训缺少高效的医学人文训练。学校教育与继续医学教育存在单一性；虽然近年来开展了人文社科类课程，但内容偏重理论，培训偏于形式，效果欠佳。学校教育的先天不足与继续医学教育的后期形式化使得沟通能力的培养效率不高。人文医学实践能力培养，瓶颈在于如何有效地将理论和技能传授给医学生和医务工作者，并在实践中将其内化为个人素质。

（3）信息受众的社会复杂性

据杭州青年时报2014年统计，10年来40起暴力伤医致死／致残事件中的施暴者30~50岁男性居多，其中五成存在家庭破裂童年不幸的经历，四成性格内向，孤僻，三成曾患有精神病史，肇事者基本都是因患者死亡久病不愈等而报复医方。患者及其家属主观因素也使得信息的传播受到严重的阻碍。

（三）江苏公立医院改善医患关系的举措

1. 减少诊疗服务过程的信息不对称

（1）诊疗过程实施患方知情同意

建立有效的诊疗全程知情同意制度。许多公立医院根据不同病种和诊疗各环节出具患者知情同意书，并形成相应的病情告知标准化流程，还将知情同意纳入医务人员绩效考核指标之内，大大增进了医务人员与患者之间的交流。将疾病风险、预后可能的并发症告知患者和家属，也在较大程度上避免了医患信息不对称的背景下，患方因为治疗效果不如预期而引发的纠纷等不良事件。

（2）优化就诊流程信息化管理

优化网上预约挂号系统。截至2013年底，365家医院连线省预约平台，其中三级医院107家，二级以上公立医院基本全部上线。各大医院纷纷利用信息化管理提升诊疗服务质量，如试运行"移动查房"，在每个病区新增触摸屏查询系统；明确岗位职责，完善手术患者信息传达系统等。

（3）增强临床路径管理

临床路径管理是指针对一个病种，制定出医院内医务人员必须遵循的诊疗模式，使病人从入院到出院依照该模式接受检查、手术、治疗、护理等医疗服务。2010年临床路径管理试点在全国范围内启动，实践证明，引入临床路径管理使得疾病的治疗流程化，费用信息公开化，大大降低了诊疗过程中的信息不对称。近四年来，江苏省积极开展临床路径管理，逐步增加纳入管理的单病种，并不断完善其诊疗程序。

（4）强化医务志愿和预诊分诊

落实志愿者服务工作，提高导医水平。省内医学院校联合许多附属医院启动大学生志愿者导医、导诊、咨询、沟通、陪护、陪检等服务项目并开展各项义诊活动和健康知识宣教，受到患者和社会的一致赞扬。

2. 降低诊疗服务外的信息不对称

（1）体制与机制建设

增设考核激励机制。自2009年起，全省范围内加快推进医德医风建设，强化广大医务人员自律意识，落实医德医风考评和治理商业贿赂长效机制。各大医院结合自身发展特点，建立医德考评制度并确定相应考评指标，如建立电子医德档案；积极开展各项服务评比活动，包括诚信科室、医德之星及服务标兵评选、人民满意窗口等评比活动，这些考核激励机制的设定提高了医务人员的工作热情，让其与患者的沟通更加有效。"调""保"联动，探索医患纠纷处理新机制。推进医患纠纷人民调解，2012年全面推动医疗责任保险制度；完善医患纠纷信息报告制度；推进诉调对接，当出现医疗事故发生医患纠纷需要赔偿时，由保险机构介入调查，可使其执业风险大大降低，促进医患关系和谐发展。

（2）多渠道增进医患沟通

广泛开展多途径的满意度调查工作，如省卫计委组织的第三方满意度调查，各医院取得了平均满意度93%以上的社会好评结果；各公立医院基本都开通了网上医患沟通平台，如医院网站增设医患互动栏目，不少医院开通了"官方"微博和微信，及时发布和更新信息，增进与患者和社会的互动；开展医务人员沟通能力及纠纷处理能力培训班。在医患关系中，护患关系具有直接性和广泛性的特殊性质，各大医院对护理人员展开专项优质护理培训，有效增进护患沟通。

（3）减少公立医院内部信息不对称

医院内部成员之间也广泛存在着信息不对称，主要是管理层与执行层之间，往往管理层没有充分考虑到各科室实际情况，而各科室也没有将自身问题和困难上报。另外，不同科室之间的管理水平、诊疗水平、服务能力等存在较大差别。很多公立医院完善院周会制度和科主任例会制度，加强医院科学管理和精细管理，减少内部信息不对称。

（4）积极沟通媒体，加强医院信息公开

省内各大公立医院近五年来充分利用网络、电视等立体媒体和报纸

杂志等平面媒体对自身文化进行宣传。如及时更新电子显示屏和医院网页；拍摄形象宣传片，建立院史陈列馆；通过门户网站、信息简报、新闻报道、宣传周活动、管理相对人培训等多种方式大力宣传工作成就；与央视及省内媒体合作制做相关医药类节目，充分发挥院网、院报、文化长廊及医院文化系列丛书在文化建设中的作用。

（5）落实行风监督

江苏公立医院全部落实了上级监管、内部质控与社会监督相结合的行风监督体系。各大公立医院定期通报行风工作情况，及时反馈改进意见及建议并定期召开病员座谈会，充分发挥社会监督员在行风建设中的作用；做好信访工作，将信访查办和违纪违规处理作为医院党风廉政建设和反腐倡廉的重要环节来抓。2013年省卫计委信访办收到人民群众来信1022件，同比上年1148件有所下降；收到电子咨询和投诉信件2152件次，同比上年3225件次有明显下降。

（四）增强信息对称，改善医患关系的思考

1. 在医改中不断完善相关机制

第一，明确公立医院补偿机制。公立医院的公益性质决定了政府应承担起对其的补助，江苏省现行公立医院补偿方式以差额补助为主，存在不稳定性和不可预见性，应完善政府补偿机制，建立分类补偿机制，提高补助的针对性。第二，建立信息共享网络平台，完善信息公开机制。由政府组织构建一个信息共享平台，最大限度地整合医疗资源，使其得到充分利用；建立一个权威的官方信息公开的平台，减少网络上良莠不齐的信息对社会人群造成的负面影响。第三，提高第三方调解程序的强制性。提供相应政策措施为人民调节机制的顺利高效开展保驾护航，如将人民调解机制纳入医患纠纷必走程序，提高其强制性。第四，完善第三方支付相关程序及法规。目前第三方支付存在加剧医患道德风险和逆向选择的弊端，政府应完善相关法律法规，让医患在医疗中的"消费"行为受到法规的有效约束。

2. 建立公立医院高效激励机制

改革现有医务人员薪资结构，真实体现其劳务价值；增加医务人员数量，合理配备医护比例；采取弹性工作制，合理安排工作时间，最大程度减轻医务人员的工作压力，避免其在超负荷下产生工作倦怠而影响医疗质量和医患沟通的效能。医疗质量监管落实 PDCA 循环，落实奖惩。细化医德医风考核，制定相关量化标准。

3. 改革继续医学教育培训模式

在传统继续医学教育的基础上，加强人文医学实践能力训练。要大大增加人文社会科学方面的内容，丰富教学方式，加强实践培训，推动继续医学教育培训模式转变，并充分发挥学习者的主观能动性，将医务工作者遇到的现实问题与理论和知识更好结合。

五、新医改下江苏患方对医患关系的评价

随着我国新医改进入深水区和攻坚期，各方利益冲突日益彰显，部分媒体有意无意夸大医患关系紧张状态。事实上，患者满意才是评价医患关系的重要指标，患者作为医患关系的核心主体，对医患关系的评价和感受具有较高的现实意义和实践指导价值。在医改的社会背景下，国内关于医患关系的研究越来越多，然而很少从患方视角进行系统的定量研究，本研究从主客观评价角度自行设计问卷内容，在分析患方对医患关系理性认知的基础上，研究个体差异、媒体宣传及医改宏观背景对患者评价的影响，探究患者认为构建和谐医患关系的重要环节和主要责任主体。

（一）资料与方法

1. 资料来源

在南京、无锡、南通、淮安四所城市中，选取四家三甲综合性医院，对其门诊患者进行问卷调查，共发放2800份，收回有效问卷2704

份，有效率96.6%。

2. 研究方法

（1）自填式问卷调查

问卷由课题组根据文献研究经专家咨询后自行设计，从主客观两个维度对医患关系评价做出界定，得出了患者较为理性的评价结果。由7名受过培训的调查员对门诊患者及其亲属现场发放、收回问卷，并由被调查者自己阅读和填答。

（2）统计学方法

本研究采集的数据，经 Epidata 双录入实时校验后，用 SPSS20.0 进行了描述性统计，显著性检验采用多样本率卡方检验；相关性分析采用 Person 相关分析，α 取双侧 0.05。

（二）结果

1. 基本情况

被调查者基本情况见表

表 4-13 患者基本情况与评价的相关关系

基本情况	例数（例）	构成比（%）	数据丢失（例）	Person 相关系数	P
性别			54	0.022	0.252
男	1266	46.8			
女	1384	51.2			
年龄（岁）				−0.083	0.000
≤ 20	341	12.6			
> 20，≤ 40	1755	64.9			
> 40，≤ 60	498	18.4			
>60	110	4.1			
学历			6	−0.156	0.000
小学	71	2.6			

续表

基本情况	例数（例）	构成比（%）	数据丢失（例）	Person 相关系数	P
初中	483	17.9			
高中或中专	742	27.4			
大专	662	24.5			
本科	657	24.3			
硕士研究生及以上	83	3.1			
医学知识掌握情况			24	0.1	0.000
医学院校学过	238	8.9			
自学过	146	5.4			
偶尔看看	1914	71.4			
亲属中有医务人员	382	14.3			
医疗保险类型			28	0.025	0.190
城镇居民	806	30.1			
城镇职工	1052	39.3			
新农合	392	14.6			
商业保险	65	2.4			
自费	361	13.5			
看病次数			7	0.160	0.000
每周	34	1.3			
每月	153	5.7			
每年	1942	72			
几乎不去	568	21.1			
健康重视程度			9	0.026	0.175
非常重视	869	32.2			
重视	1612	59.8			
无所谓	154	5.7			
不重视	54	2.0			

基本情况	例数（例）	构成比（%）	数据丢失（例）	Person 相关系数	P
非常不重视	6	0.2			
健康状况			9	0.057	0.003
很好	688	25.5			
较好	1083	40.2			
一般	828	30.7			
较差	86	3.2			
很差	10	0.4			

2. 患者对医患关系的评价及依据

（1）患者对医患关系主观评价良好

患者对医患关系评分在70分以上的有79.2%，认为医患关系较好或非常好的有32.9%，认为医患关系差的患者仅有13.7%（表4-14）；问卷开头与结尾分别采用定性和定量的评价方式来了解患方认知。同样五个等级的标准，患者前后评价除非常好（90-100分）选项外其余差别均有统计学意义。可能原因有二，一是问卷内容关于医改现状及医疗改善的客观评价指标唤醒了患者的就医体验，使患者更加理性做出评价；二是定量的评价指标比等级性评价更直观，更易做判断。

表4-14　患者对医患关系的评价与评分的对比

等级	评价		评分			
	人数（人）	百分比（%）	人数（人）	百分比（%）	x^2	P
非常好（90～100分）	137	5.1	133	5.0	0.059	0.808
较好（80～90分）	750	27.8	946	35.6	22.651	0.000
一般（70～80分）	1439	53.4	1026	38.6	69.196	0.000
较差（60～70分）	322	12	429	16.1	15.245	0.000
非常差（<60分）	46	1.7	126	4.7	37.209	0.000

注：x^2=144.151　　　P=0.000

（2）患者客观就医体验中医疗机构软硬件水平均有明显提升

60%以上患者认为近五年来医院的服务流程、服务态度和设施环境有所改善（表4-15）。患者近五年来的就医感受中医院的软硬件设施均有明显改善。

表4-15 患者近五年来的就医感受

项目	显著改善		有些改善		变化不大		没有任何改变		明显退步	
	例数（例）	百分比（%）	例数（例）	百分比（%）	例数（例）	百分比（%）	例数（例）	百分比（%）	例数（例）	百分比（%）
服务流程	416	15.4	1479	54.7	727	26.9	51	1.9	29	1.1
服务态度	95	14.6	376	50.9	11	30.0	76	2.8	46	1.7
设施环境	027	38.0	325	49.0	08	11.4	27	1.0	16	0.6

（3）患者对医患关系评价受媒体影响较大

患者评价医患关系较差及非常差受媒体影响的比例分别为44.9%和36.9%（表4-16）。所有评价中依据自身感受占78.0%、亲友相传占19.0%，媒体（网络消息＋报纸和电视）占49.1%，其他0.4%。可以看出媒体报道对患者感知的医患关系有较大影响。

表4-16 患者评价主要依据

评价依据	非常好		较好		一般		较差		非常差	
项目	例数（例）	百分比（%）	例数（例）	百分比（%）	例数（例）	百分比（%）	例数（例）	百分比（%）	例数（例）	百分比（%）
自己感受	103	61.3	617	61.6	1122	51.9	227	41.0	39	51.3
亲友相传	30	17.9	125	12.5	279	12.9	70	12.6	9	11.8
媒体	35	20.8	257	25.7	760	35.2	249	44.9	28	36.9

x^2=85.401　　　P=0.000

3. 医患关系影响因素的患者认知

（1）看病贵、医疗服务态度、社会风气和医德医风是影响医患关系

不和谐的主要因素

在列出的11个影响医患关系的不和谐因素中，患者认为排在前五位的是医疗费用高（57.0%），市场经济影响（49.9%）、医务人员态度差（28.2%）、社会风气差（26.6%），医德医风差（24.5%）。

（2）影响医患关系的主要责任主体是医院

患者认为医患关系主要影响因素排序依次为医院方面（65.3%）、市场经济因素（60.3%）、政府方面（53.5%）、患者方面（50.4%）、社会因素方面（47.8%）、国外影响因素（18.6%）。患者认为公益性被弱化、医术至上、医德人文退化、过度医疗等是影响医患关系的主要因素。

4. 医改相关问题患者知晓度

40%以上患者对医改相关问题在现实中的表现缺乏了解。患者对医改相关问题知晓度较差及非常差的比例如下：大病保险改革（53.6%）、医务人员压力大（36.7%）、医务人员积极改善医患关系（45.4%）及医改举措（40.4%）。

表4-17 医改相关问题患者知晓度

评价依据	非常好		较好		一般		较差		非常差	
项目	例数（例）	百分比（%）	例数（例）	百分比（%）	例数（例）	百分比（%）	例数（例）	百分比（%）	例数（例）	百分比（%）
大病保险改革	69	2.6	397	14.9	772	29.0	592	22.2	836	31.4
医务人员工作繁重、压力大	272	10.2	561	21.0	854	32.0	530	19.9	449	16.8
医务人员积极改善医患关系	181	6.8	483	18.1	793	29.7	564	21.2	645	24.2
医改举措	107	4.0	458	17.1	1029	38.5	806	30.1	275	10.3

（三）讨论

1. 患者对医患关系认知的影响因素

（1）个体差异

通过 Person 相关分析可以看出，医患关系评价与年龄、文化程度呈负相关，与医学知识掌握、看病次数、健康状况呈正相关。年龄越高情感体验越强；文化程度越高，维权意识越强；医学知识掌握得越多对生老病死的自然规律更加尊重，就医期望值更加理性；而看病次数越多对医生的工作状态更加理解；健康状况越差，就医心情越低落，情感体验敏感性越高，对医患关系评价越低。尚不能认为性别、医疗保险、健康重视程度与患者评价有相关关系。与魏俊丽等研究结果相似。

（2）媒体宣传

84.3% 的患者表示对媒体报道恶性医患纠纷事件对其判断医患关系会有影响；发挥媒体的正面导向作用尤为重要。医院宣传是现代医院管理体系中一个重要组成部分，要结合善发现、巧策划、推明星、树品牌构建多元性、立体化的媒体平台。政府在强调媒体社会责任的同时应发挥主流媒体的桥梁纽带作用。媒体的关注和监督，对于医院规范管理起着很好的促进作用，然而随着媒体将医疗恶性事件的"破窗效应"和"蝴蝶效应"在社会中无限放大，其带来的负面影响不可小觑。强调媒体社会责任是构建和谐医患关系的一块短板，如何严格媒体监管涉及一系列立法行政和执法问题。

（3）医改相关问题知晓度

对于医改举措40.4%的患者表示不了解，出现这种情况可能的原因有两点：一是宣传不到位，包括政府的宣传和各大医院内部宣传；二是落实不到位，政策出台是文字规范，各级政府及医院只是在接收政策并做出相应的内部规章制度，停留在文字层面或没有完全落实相应工作，老百姓就医感受变化不大。而对医改相关问题知晓不足将直接影响患者对医患关系的评价结果。

2. 患者视角下构建和谐医患关系的重点难点

（1）经济因素

患者认为医疗费用高（57.0%）和市场经济因素（49.9%）是医患关系不和谐的两大主要影响因素，可见医疗费用问题是患者关注的重点。然而公立医院的公益性如果单纯依靠财政补偿，政府将不堪重负。因此，经济因素既是患者认知下构建和谐医患关系的重点，又是现实生活中实施的难点。医院要从多种渠道筹资，建立一条政府投入、社会捐赠、企业合资等综合筹资链，切实降低患者就医费用。

（2）医院管理

65.3% 的患者认为医院方面因素是医患关系的主要影响因素。医院内部管理涉及面广，且为了适应患者需要层次的变化而不断做调整，需要持续优化相关制度和流程，改善患者就医体验；医院行政管理人员要匠心独运，以人为本，凝练医院管理理念，从而为科学管理医院，协调医患关系提供政策支持和理论保证；同时要加强医院内部科学管理，保持意见反馈渠道的畅通，确保国家医改各项政策、措施贯彻落实；此外，应注重医务人员人文素养提升，医学与人文本就浑然一体，其成就于医药，终要回归人文。适时有效地医患沟通是缓解医患不信任心理的有力保障，应注重医务人员服务和沟通技能培训，了解医疗消费者特殊心理需求，创新高效医患沟通技能培训模式，建立"以患者为中心的"服务模式。

（四）建议

1. 积极推进分级诊疗，加强基层医疗机构建设力度

50% 以上患者认为医生和病人在沟通交流上出现问题的主要原因是医生工作繁忙。医生工作繁忙主要是供需不平衡，医疗服务供需不平衡的根源在于患者就诊"扎堆"和优质医疗资源分配不均。为此，亟待推进分级诊疗机制的建设，加大基层医院建设力度，在同级别基层医疗机构设定人员及常用硬件设备指标，严格基层医院医务人员准入的同时

增加投入力度和监管力度，打造患者信任的高水准基层医疗机构，减轻大医院供给压力；合理设定医护比例，提高医务工作者幸福感。根据医院实际情况配备医疗人力资源，减轻医务人员工作压力，避免产生由工作强度带来的职业倦怠感。

2. 构建媒体官方沟通平台

政府需构建第三方新闻网络媒体官方沟通平台，扩大医改政策宣传力度，提高患者知晓度。91.1%的患者认为加强社会全方位的沟通工作对和谐医患关系比较重要。在医患关系中提起媒体，大多数人的印象都停留在媒体负面报道上，其实正面的媒体效应反而影响更广能量更大。由各级政府组织主流媒体对所辖范围内整个医疗事件进行客观真实的追踪报道，提供一个官方平台供社会各界交流沟通，将更具有公信力，也更便于扩大影响范围。

3. 多管齐下，引导患方认知

医患信任是构建医患关系的重要基础，然而在医疗活动中，部分患者就医时举止粗鲁、态度不友善，恐吓、殴打医务人员的现象屡屡见诸报端。国内大部分研究却很少强调患方责任。所以我们要通过多种途径普及基本医疗知识，强化公民法律教育，将患者过高的期望值拉到理性的状态，引导患者自觉承担道德责任和义务，理性维权；法律保障不够使得伤医辱医事件频发，当前最紧迫的是从法律制度层面上严惩暴力伤医案件。相关部门应严惩暴力伤医者，为医生的职业环境提供安全保障，为患方理性维权提供方向标。

研究结果表明患方认知下我国医患关系总体良好，医患关系愈演愈烈的结论是媒体以个别医患纠纷事件为噱头，夸大甚至扭曲事实，利用社会群众同情弱者的心理而营造出的舆论假象。本研究受限于问卷内容，未就患方认知下各相关主体如何改善医患关系做研究；另外，本研究针对患方评价，研究主体偏于单一。故后续研究将在持续完善问卷内容的基础上以医方、媒体、卫生行政部门为研究主体，比较分析各方观点，为构建和谐医患关系提供更全面的视角。

六、新医改下医学人才人文素养培养的协同

20余年来，中国成千上万的医患纠纷事件，几乎全部发生在医院里，医患矛盾某一方必然是医务人员；绝大部分医务人员都是医学院校培养的，所有医学人才培养都必须有医院和医务人员参与；没有医院和医务人员参与的历次医改都不成功，2009年新医改取得的成效，重要因素是医院和医务人员有效参与了……

这些不争的事实说明了什么呢？透过现象，我们看到了医院和医务人员是多么重要的机构和人员！问题这就来了：医学院校培养的医务人员都是合格的"产品"吗？医院和医务人员具备培养高素质医学人才的能力吗？医学教育需要什么样的医院和医务人员参与？医学人文和文化建设在医学院校和医院存在什么不足？医学教育与医院建设协调一致了吗？……如果只用一个答案来回答，那就是：医院是医疗卫生事业和健康中国建设极为重要的"牛鼻子"！牵好而不是牵住"牛鼻子"，是解决问题的关键。

今天医学教育和卫生行业为什么会有这么多的问题？这是因为，新时代背景下凸显出来了很多绕不过去的"时代问题"。二十多年前的背景是：社会形态为计划经济，国家大门基本关闭，经济状况捉襟见肘，法治社会起步阶段，医学模式是生物医学，医疗科技能力薄弱，百姓就医需求不高。而今，是市场经济、改革开放、国强民富、法制社会、现代医学、医技发达、健康需求等新环境，当国家发生了翻天覆地的变化后，医学教育和卫生事业的总体模式仍然在延续传统机制与内容，出现的诸多问题应该是社会进步中新事物的"分娩阵痛"，是历史发展的必然。

我们再看一个现实，国外办学悠久的医学院校，基本都是与高水平的医院融为一体，医学生开学第一天就在医院内接受教育，之后一直与医院的医疗、教学、科研密切结合，医学生和医生的医学知识和技能、医学人文及文化素养，无不是在医院临床和教学相长的环境中相互促进，相辅相成。因此，高水平的医院在医学教育和卫生事业中扮演着举

足轻重的角色，医学院校与医院建设协同发展，既是医学教育的特有规律，又是现代医院发展的必然规律。

中国医学教育，至今传承着苏联生物医学模式的体系，其课程设置、教材使用、师资建设、教学方法、教学环境、实践环节等总体上以知识体系机械性运行，而非以人的疾病及相关问题和促进健康为展开，培养过程大部分基本脱离临床环境和社会人文环境。据2015年全国医学人文教育调查，目前我国从事医学人文的专职教师奇缺，开设课程很少，不少院校甚至是零。20世纪90年代，国外医学教育专门评估组织应邀到我国，根据世界医学教育基本标准，对四家医学院校进行全面评估，其结果是，与发达国家医学生比较，中国医学生最薄弱的就是医学人文素质与能力。该状况至今没有多少改善。

医疗环境中的病人、家属、疾病、医疗过程、医患关系、医护关系、医院管理、医改问题等，本应是医学教育特别是医学人文熏陶的最好资源。然而，当今高水平的大医院的重点热点工作是医疗和科研及排名，教育职能弱化、医学人文与健康文化职能尚未有效建立，尽管近几年来人文医院建设开始起步了。由于长期生物医学教育的结果，目前医院中几乎所有骨干临床教师（医师），都没有接受过系统的医学人文课程知识和技能学习，他们仅仅凭借个人素养和临床经验，进行自发的医学人文活动。

当然，我们必须要看到有利的一面，医学院校（大学）和医院有着各自天然的职业文化优势。医学院校的文化环境是：教书育人、诲人不倦、求真务实、实践创新，无数师德高尚、学识渊博的教师在践行着"蜡炬成灰泪始干"的奉献精神与使命担当；医院的文化环境是：救死扶伤、仁心仁术、求真严谨、创新探索，无数医德高尚、医术精湛的医生奋斗着"大医精诚和人道主义"的神圣使命与无私奉献。如果将这两个方面的文化融合起来塑造影响医学人才和医护员工，那么效果一定不是1+1=2，必然是大于2的成效。所以，高校医学人文与医院文化必须根植于医院内，尤其是大中型公立医院中。

怎样牵好医院"牛鼻子"呢？涉及谁来牵和怎么牵。2017年7月，国务院发布了《关于深化医教协同，进一步推进医学教育改革与发展的意见》，国家从顶层设计上规划了大格局，其中明确要求高校和医院：

"贯彻党的教育方针和卫生与健康工作方针，始终坚持把医学教育和人才培养摆在卫生与健康事业优先发展的战略地位，遵循医学教育规律和医学人才成长规律，立足基本国情，借鉴国际经验，创新体制机制，以服务需求、提高质量为核心，建立健全适应行业特点的医学人才培养制度，完善医学人才使用激励机制，为建设健康中国提供坚实的人才保障。"

"医学院校要把思想政治教育和医德培养贯穿教育教学全过程，推动人文教育和专业教育有机结合，引导医学生将预防疾病、解除病痛和维护群众健康权益作为自己的职业责任。"

"高校要把附属医院教学建设纳入学校发展整体规划，明确附属医院临床教学主体职能，将教学作为附属医院考核评估的重要内容；高校附属医院要把医学人才培养作为重大使命，处理好医疗、教学和科研工作的关系，健全教学组织机构，加大教学投入，围绕人才培养优化临床科室设置，加强临床学科建设，落实教育教学任务。"

国家已经决策，在地位作用、机制体制及领导管理等方面，由医学教育牵好医院。那么怎样落实高校医学人文与医院文化协同建设呢？

第一，医学院校要主动牵好医院。高校必须严格遵循国际和我国医学教育标准，完善优化医学人才培养方案，其中突出补上医学人文短板，并落实在课程建设、教材建设、师资培养、教学改革、实践实训、考核考试等关键环节。培养过程要真正实施医学生"早临床、多临床、反复临床"的医学教育经典经验，用足用好医院的临床教育资源。要将医院作为医学院校的重要构成加强综合建设，强化医院在医学教育中的地位和职能，增强医护员工事业和情感凝聚力，发挥好他们参与教育教学的积极性，让教学相长的科学规律助推医院的医学人文和文化建设。

第二，医院要主动被高校牵好。医院需要重新认识自身的政治地位和功能作用，要将传统的"医疗技术"医院发展模式，转为"医疗技术—医学教育—科学研究—健康促进—科学管理"并举的医院发展模式，主动对接高校，优化医院教育职能和文化职能，并积极建设医院文化的新标准、新载体、新途径及新方法，进行医院文化的更新升级。为了做好这个重大转折，公立医院需要贯彻落实中共中央办公厅今年6月印发的《关于加强公立医院党的建设工作的意见》，充分发挥党组织领导作用，贯彻落实党的卫生与健康工作方针，把公立医院党的建设与业务工作相融合，把思想政治工作和医德医风建设作为党组织重要任务，建立完善医务人员医德考评制度，实行医德"一票否决"制，建设患者放心、人民满意的现代公立医院。

第三，医卫行业学（协）会要协助牵好医院。国务院医教协同文件中明确指出："支持行业学（协）会参与学科专业设置、人才培养规划、标准制修订、考核评估等工作，相关公共服务逐步交由社会组织承担。"多年来医卫行业协会有着自身独特的凝聚力和作用力，完全可以通过制定规划、修订标准、考核评估的职责作用，将医学人文和医院文化建设，深入到医疗技术、标准指南、继续教育、制度管理及医院建设的所有层面中，并与医学院校和医院的建设形成可持续发展的巨大合力。如中国医师协会、中国医院协会等组织分别成立了人文医学委员会和医院文化委员会，开展了许多富有成效的活动。

此外，医学院校、医院及医疗卫生学（协）会，在凝心聚力进行医学人文和医院文化建设过程中，都要高度重视与相关社会机构如媒体的协同，要更加重视与广大患者的协同，用心用情用理传递人文和科学的正能量，引导人民群众和全社会在党和政府的领导下，同心同德，众人划桨开大船，早日实现深化医改和健康中国的宏伟蓝图。

第五章　医改多方主体协同的机制与状态

一、建构医改中多方主体沟通平台的思路

（一）沟通平台研究的价值和意义

市场经济全球化和民主多元化的环境下，医药卫生体制改革是一个世界性难题，其困难之处在于包括政府、公民（患者）、医药行业、媒体、社会资本和保险业等在内多方主体的相对独立性，关系错综复杂，经济利益和价值观博弈，并伴以社会关系治理是医改核心内容。国家明确指出医药卫生体制改革需要多方参与，"深化医药卫生体制改革需要社会各界和广大群众的理解、支持和参与"（中共中央国务院《关于深化医药卫生体制改革的意见》）。因此，要围绕医改多方主体沟通参与展开研究。

（二）国内外研究现状概述

1. 多方参与医改的相关研究

主要围绕三个方面展开，一是多方参与医革的环节，如医疗卫生服务的多方参与，"要充分发挥各类市场主体和社会组织的作用，形成

医疗卫生服务多方参与机制，更多地动员社会力量支持卫生事业的发展。"（国家卫计委主任李斌，《求是》，2013）；社会舆论的多方参与，"广泛宣传改革的重大意义和主要政策措施，积极引导社会预期，增强群众信心，为深化改革营造良好的舆论环境"（中共中央国务院《关于深化医药卫生体制改革的意见》）等。这些研究表明，改革的环节非常复杂，不构建一定的平台，很难实现多方参与的持续性与稳定性。二是多方参与医改的机制，如引入市场机制，"坚持政府主导和引入市场机制相结合"（李斌）；权利配置与调整的机制，"中国新一轮医药卫生体制改革的实践将深层次地触及权利在医药卫生体制各环节内、各层次上的配置及调整"（贺红权）；建立信任机制，"公众对医疗制度和机构的信任远比对个体医生的信任要迫切，对医德的期望和医生的信任需要公平、可及、有效的医药卫生体制来保证"（刘俊香）等。这些研究表明，不同机制各有特性，但如何协调（沟通）各种机制的问题仍留待解决。三是多方参与医改的模式，有国外学者认为医改应当以医生为主导，"改革的策略是市场，并由医生主导"，"今天的医疗专注于成本转移和成本的降低，削弱了医生和病人的作用。……医疗改革必须着眼于改善病人的医护。医疗保健中医生的领导是必不可少的。"（迈克尔·波特博士 Porter M E）。这方面研究表明，医务和卫生人员在改革中不仅仅是服务的提供者，而且是改革科学化与专业化的重要保障。

2. 多方沟通的相关研究

一是关于医患沟通的相关研究。"开展医务社会工作，完善医疗纠纷处理机制，增进医患沟通"（中共中央国务院《关于深化医药卫生体制改革的意见》）。二是关于沟通学的相关研究，"当代社会不同社会群体、不同文化层次之间的人们还存有各种因彼此不了解、误解或局限而造成的裂痕与沟壑。因此，要达到社会人群的和谐共存，社会沟通乃是一大现实问题，它是人类生存的技巧及其文明发展的艺术。"（金国利）。三是关于公众知情权的相关研究，"保障公众知情权，有利于化解社会矛盾，推进民主法治建设；有利于推动社会公平正义，营造诚信友爱氛围；有利于社会充满活力、安定有序；有利于人与自然和谐相处。"（王延波）。当今公众民主和法律意识趋强，网络和信息发达，医改多方主体对医改知情和选择的参与愿望强烈，对政府主导医改工作提出了新要求。目前就医改展开的多方沟通研究还很不够。因此，研究深化医改中多方主体沟通平台的意义重大且深远。

综上，我国以合理有效购买医疗服务资源为关键的深化医改方案，特别需要将政府、医药卫生机构和人员、患者（公众）、媒体、社会资本和保险业等机构统合起来，建立一个由政府主导医改多方主体沟通的平台，利于科学、民主、高效及长久持续的深化医改。

（三）医改沟通平台建设的作用

第一，科学整合全社会多方力量，才能不断适应我国非常不平衡的国情，持续有效的深化医药卫生体制改革；第二，更好发挥医药机构和人员参与医改的主力军作用，并沟通患者和社会各方医改的相关信息，形成多方主体对医改政策大局观和社会责任的理性统一认知，利于和谐医患关系和干群关系，提高社会治理水平；第三，有益于扩大多方投入医疗和健康业的动力，有益于提高医疗服务质量，规范医药行业行为，有益于政府科学管理公立和民营医药机构。

（四）医改沟通平台的内容、观点、思路及方法

1. 主要内容

一是研究我国医革方案中多方主体的地位与作用、各方利益需求目标、各方利益需求的平衡点。如医改中政府的主导地位和作用如何体现？如怎样调动公立医院和医务人员参与医改的积极性？如公众（患者）如何理性看待医改及支持医改？如政府、患者、公立和民营医院、药品企业、保险公司等主体的利益需求等等；二是研究中央和地方政府如何构建统一领导、高效便捷、信息流畅的多方主体沟通平台，如医改中如何搭建政府决策平台、听证辩论平台、协会商议平台、网络讨论平

台、媒体交流平台等沟通平台，这些沟通平台的组成、作用和功能是什么？如何平衡各方利益？等等；三是研究多方主体沟通平台之间的关系，如何结构合理、科学管理、提高效率、运行顺畅，如怎样激发多方智慧和热情，理性而不是情绪化的参与医改过程；四是研究模拟医改方案中一项改革举措面临困难后的多方主体沟通协调过程，如研究公立医院改革中政府补偿机制问题、如研究患者如何主动进社区医疗问题，或研究医保支付中的相关问题等等。并将此多方协调意见汇总报告交给政府主管部门。

2. 基本观点

第一，关乎社会公共服务的医改方案，形成过程应该是有广泛听取社会民意并反复酝酿的决策过程。各种民意的广泛沟通，有益于医改多方主体从博弈中走向妥协和认同，而使医改政策本身和实施具备更大的社会效率与公共基础。第二，医疗卫生服务具有很强的医学与社会学的科学性和专业性，深化医改，特别需要具体实施医改方案的主力军——1000多万医务和卫生人员的自觉参与，也特别需要医改方案的直接受益人——13多亿公众（患者）的理解与合作。在政府组织和主导下构建医改多方沟通平台，就是提高国民社会责任意识、凝聚人民群众智慧、提高社会管理效率的过程。第三，医改本质就是各方利益的新协调，需要在各方根本利益上寻找到"利益契合点"。这种利益不是单纯的经济利益，还包含有伦理道德、心理情感、民主权利等方面的利益需要。如果没有广泛沟通的平台，医改实施中的问题，易引起舆论的爆发而放大晕轮效果，影响社会和谐，干扰医改的推进。

3. 研究思路

根据上述四个研究内容，设定四个研究子课题，从前到后循序渐进开展研究。四个子课题分别是：①我国医药卫生体制改革方案中多方主体的地位、作用及各方利益需求研究；②中央和地方政府发挥主导作用构建医改多方主体沟通平台构架的研究；③医改多方主体沟通平台内部协调运行机制的研究；④模拟医改方案中一项改革举措面临阻碍后多方沟通参与实例研究。在完成子课题的基础上形成本课题的统合研究报告。

4. 研究方法

主要通过问卷调查法、质性访谈法、现场调查法及文献研究法进行研究。将根据子课题的研究内容和特点，采用各有重点的研究方法。课题将自主设计若干份问卷调查表和访谈提纲，对深化医改中的多方主体进行系统化的较为广泛的调查和访谈。将对制定医改方案的中央政府主要负责部门和相关学术机构相关专家进行质性访谈和问卷调查，也将选取北京、江苏、广州、吉林四地政府的医改负责部门主要相关人员进行质性访谈和问卷调查。此外，将选取北京、广州、南京、长春、郑州、重庆等六市的医药机构和医务人员、患者代表、媒体、保险公司及社会资本代表者等多方主体，进行问卷调查和质性访谈。并将调查数据进行统计学分析和研究，得出较为科学的结果与结论。

5. 创新之处

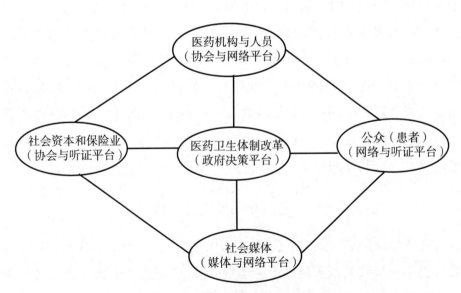

图 5-1　医改多方主体沟通平台示意图

一是研究医改中尚无探究的领域，在政府主导下以网络、协会、媒体及听证等沟通平台为渠道，凝聚医改多方主体的智慧和力量，科学完善医改方案，持续推进医药进程；二是结合我国国情，通过医改多方主体沟通平台，和谐社会关系，对当今中国很不平衡的利益主体进行建立共识途径的探索。

二、医改多方主体的地位、作用、利益需求及公平效率

社会发展的历程表明，任何改革要取得实效，不可避免会触及相关利益集团的利益，需兼顾各方利益。我国正在进行的新医改亦不例外。新医改明确指出，要兼顾供给方和需求方等各方利益，正确处理政府、卫生机构、医药企业、医务人员和人民群众之间的关系。笔者从公共物品理论、利益相关者分析、经济学标准—帕累托最优及改进等分析视角探讨我国医革方案中多方主体的地位与作用，各方利益需求目标、利益需求的平衡点，同时兼顾公平与效率。

公共经济理论将公共部门经济活动作为研究对象，以市场机制和政府机制均有缺陷为理论前提，以效率、公平和稳定问题为中心线索，以公共产品的需求和供给为核心内容，以私人经济运行法则与公共决策过程相结合为基本方法。公共经济学的宗旨则是政府的经济目标，乃是增进社会福利。公共经济学中一种理论上的理想状态则是每一项公共政策，均能增进社会福利，但是在现实中是不可能实现的。此时，帕累托最优和帕累托次优便成为政策的选择—决定的标准，也相应成为检验政策科学性、公利性的标准。

（一）医疗服务作为公共物品的定位分析

经济学家萨缪尔森对纯公共物品的定义为"每个人对这种产品的消费，都不会导致其他人对该产品消费的减少"，它具有效用的不可分割性、消费非竞争性以及受益非排他性的特征，其边际生产成本为零；而私人物品则在消费上具有竞争性，同时受益具有排他性。理论界将满足纯公共物品3个特征中的1个或2个的物品，称为准公共物品。

目前对于医疗服务产品作为一项经济物品到底是公共物品还是私人

物品，仍然存在相当多的争论。甄瑞英等认为，医疗服务具有消费排他性和竞争性，是一种私人产品，但不同于一般的私人物品。

陈文辉指出医疗服务市场具有信息严重不对称、高风险门槛造成的进入障碍、效用的外溢性、需求的社会影响性等特殊性，决定了医疗服务的需求既是私人需求，也是公共需求，因此应属于准公共物品。何新根认为基本医疗服务具有需求的同一性、支付能力的差异性和交易的代理性质的特点，是一种特殊的产品。徐文从医疗服务经济性质分析认为，基本医疗服务就其狭义的理论上讲是私人物品，但由于其属于社会保障体系的一部分，所以是准公共物品。朱骞等认为由于医疗服务领域具有不同种类产品和多样化的服务需求，医疗服务的产品性质需要进行不同的划分，并提出某些医疗服务本质上属于私人产品，应当由市场提供。

笔者认为医药卫生关系到广大民众的健康水平和生命安危，虽然就具体的医药卫生服务事务而言，可采用付费等方式实现排他，但从总体上说，作为整体的卫生服务体系应是公众共享的，它具备了受益非排他性。而在产品和服务总量有限的情况下，不同主体之间有竞争性关系，因此不具备消费非竞争性，显然，医药卫生属于介于纯公共物品和纯私人物品之间的准公共产品。医疗服务的消费并不完全遵循"有支付能力的有效需求原则"，而是还要遵循"人人享有生命和健康权"的原则。从这一意义上说，医疗服务具有显著的公益性。医疗服务的公益性主要表现在：医疗服务的需求常常表现为"缺乏支付能力而又必须满足的需求"。当然随着人民生活水平的不断提高，医疗服务需求也呈现出多样化，在保证医疗卫生基本需求的基础上需开展更加高规格的医疗服务，例如疑难杂症的治疗，特殊材料，稀有药物，涉及非健康的整形美容等，这些医疗服务被称为特需医疗服务或非基本医疗服务。这些非基本医疗服务可以通过市场机制进行资源配置和服务提供，具有竞争性和排他性。因此，由于医疗服务需求的多层次性，医疗服务进行供给时，在保障基本医疗服务全覆盖、广收益的基础上，适当引进竞争性产品是必要的。

（二）医改中的利益相关者分析

斯坦福研究所（Stanford Research Institute，SRI）于1963年将利益相关者作为一个明确的理论概念提出，并指出"利益相关者（stakeholder）是指那些离开其支持，组织就无法生存的团体。"1984年，利益相关者管理理论由弗里曼在《战略管理：利益相关者管理的分析方法》一书中提出，是指企业的经营管理者为综合平衡各个利益相关者的利益要求而进行的管理活动，企业追求的是利益相关者的整体利益。

进入20世纪90年代之后，利益相关者分析（Stakeholder analysis）被广泛应用于卫生政策分析以及各种类型的卫生机构的管理，目前已在我国卫生领域的多个方面得到应用。我国学者戴鸿鹄指出和谐的医患关系是建立在利益关系均衡的基础上的，要消除医患纠纷必须从利益导向、诉求、分配和补偿、调节和约束等五方面建立一套合法合理的利益协调机制。美国社会学家文森特·帕罗里等认为："医疗保健机制实际上是一种追求利润的商业活动"，在这个交换过程中，每一方都在强调自己的权利，追求最大的利益。回顾以往我国医药卫生体制改革，在宏观上有两个基本特点：一是政策制定完全由政府主导，其他利益相关者无法实质性介入。而政府主导下的医药体制改革，卫生、计划、药检、劳动保障以及财政等参与部门进行的改革则又多从本部门的目标和利益出发，增加了改革的难度和协调性。二是在建立市场经济体制的宏观政策导向下，政府更多选择市场作为医药市场利益均衡的手段，进而也改变了原来行业内部的利益结构与内容。但是由于惯性行政理念的制约，医改中却不断有新问题涌现。可见医疗体制改革是资源和利益重新分配和平衡的过程，是利益相关者之间通过协调、利益让渡和责任分担而进行卫生体系建制的过程，能否处理好利益相关者的问题是医改成功的关键。因此，政府主导下的医改，一方面要加大管理主体内部在主体间关系、政策规划协调等方面协同合作的力度，促进整体性治理，另一方面需要各方利益主体通过规范性的权责约束机制完善利益分析与平衡。

新医改目标的实现，必须通过利益相关者的互动、协调和合作来完成。有限的卫生资源的重新分配，必将有些人获益，有些人受损。能否处理好利益相关者问题，是新医改能否成功的关键。那么，新一轮医改中包括了哪些利益相关者呢？在这里不妨将新医改中利益相关者分成三个层面进行分析。

第一层面是政府，政府是医药卫生行业的政策制定者和变革所需要的资源掌控者，可将其分为政府及其下属的部门。中央政府的利益取向则是新医改的目标，即"建立健全覆盖城乡居民的基本医疗卫生制度，为群众提供安全、有效、方便、价廉的医疗卫生服务"。同时由于我国地域辽阔，地方政府利益取向则是在坚持中央政策总体目标和原则性基础上，因地制宜实现地方医改目标。当然从最初医改提出的"三医联动"，即医疗卫生体制改革、城镇医保制度改革和药品生产流通体制改革三个方面的联动和互动改革，政府部门已经认识到医改必将触及多方利益，需要多部门的配合和协调。如卫生部门在完成卫生发展与改革的目标同时，考虑卫生体制、机制的建设，更实际的还得考虑人民群众对卫生行业满意度、卫生机构的生存、医务人员的职业发展等，缓解"看病难、看病贵"以及"医患纠纷"等热点问题。再者药监部门在保证社会用药安全的基础上，还负责药品生产、流通的监管，控制"药价虚高"则是其重要政策目标。同时社会保障部门得考虑社保基金与保障水平之间的平衡。可见多部门之间均有自己政策的利益出发点。

第二层面是经营者层面，即医改中提到的卫生机构、医药企业、医务人员，经营的利润率则是卫生机构、医药企业的核心诉求，而满意的收入则是医务人员的重要诉求，而他们利益诉求的重要来源则是患者支付的各种医药卫生费用。在建立市场经济体制背景下，我国卫生机构的行为发生了很大变化，特别是政府补助比重较低、药品相关收入成为其主要利润来源，因此追求利润最大化和扩张规模已经成为普遍现象。在医院补偿机制没能完全转变的情况下，药品集中招标采购、药品限价等企图减少或切断药品收入的政策均会遭到医院的反对。而医务人员作为医疗机构的职工，是医疗卫生事业的直接服务者，医改很多措施涉及他们的核心利益，如收入、地位、职业发展等。医药企业则是将追求利润作为内在本质要求的更纯粹的经营者，而我国的医药生产与流通企业则是利润率最高的行业之一。目前，国家采取了如药品集中招标采购、严格新药审批等多项措施整治药价虚高问题，但是并没有达到预期的效果，反而引起了普遍的不满。

第三层面即消费者层面。患者及其亲属（人民群众），是医疗服务的主要对象，也是医疗服务需求者和受益者，是医改的首要利益相关者，但是由于医疗服务行业信息不对称、技术垄断性的特性，处于明显的弱者地位。他们期望自己的医疗服务需求得到满足的同时，更希望所得到服务"物美价廉"。可见他们与经营者之间的利益冲突几近于"不可调和"，他们之间在一定程度上存在零和博弈。

在新医改中政策制定者指出优先考虑患者利益，再兼顾其他各方利益。这是由于人的生命与健康是人类社会至今所共知的最高、最普遍的利益和价值，医疗卫生服务的对象作为生命与健康的拥有者，获得了至高的重视。当然，我们不能忽视医药卫生服务经营者的利益，否则会影响市场的有效供给。当然，也不能过度考虑一方的利益，这样可能干扰正常的、合乎经济规律的决策判断。比如，医疗行业普遍供给诱导需求，如果仅仅考虑卫生服务供给的增加，则会促生更多的、非必需的卫生服务需求，同时也不能降低卫生服务价格，最终患者承担了不必要的利益减损。

新医改作为一种改革，不得不触及各方的利益，有的获益，有的受损。这种"利益冲突"是不可避免的。福利经济学认为，是否提高社会福利是衡量一个社会经济状况的重要标准。医疗卫生事业作为社会福利的一个重要组成部分，我们更关心的是，医改最终是否能够提升了整个社会的福利和公平，能否实现了帕累托改进。而新医改方案首先坚持把维护人民健康权益放在第一位，站在了更高的价值——生命和健康的高度上进行考量；再者，从改革方案设计、卫生制度建立到服务体系建设等方面都强调要遵循公益性的原则，把基本医疗卫生制度作为公共产品向全民提供，以公共利益的视角保障医药卫生事业在市场经济大潮中依然保持着稳健、理性的航向。

（三）基于帕累托最优（Pareto efficiency）与帕累托改进的分析

帕累托效率是指一种要改善任何一个社会成员的境况，必定要损害其他社会成员的境况的社会资源配置状态。萨缪尔森指出"每一个竞争性均衡都是一个帕累托最优；而每一个帕累托最优都是一个竞争性均衡。""帕累托标准"作为经济学家判断经济总体运行效率与社会福利大小的一个重要指标，建立于两个前提：一个社会的生产技术和消费者的偏好函数是既定的和收入分配状况不变。显然，生产技术、消费者偏好和收入分配的改变会改变资源最优配置的状态。传统的市场经济学认为，市场机制是实现帕累托最优的最好办法。

当达到"帕累托最优"时，此时资源配置效率最高，一部分人处境的进一步改善必须以另一部分人的处境恶化为代价。但当未达到帕累托最优时，资源配置是低效率的，可以通过优化资源配置，可以达到在不使任何人的境况恶化的情况下提高一部分人的福利水平。经济学家认为，如果改变资源配置后，既能使"至少有一个处境变好"，又能达到"没有一个人处境变坏"，这种情况称为"帕累托改进"。可见，当某一种资源配置方式没有空间进行"帕累托改进"时，就是一种"帕累托最优"的资源配置。可见"帕累托改进"是达到"帕累托最优"的路径和方法。

然而，市场机制实现帕累托最优的分析仅仅是理论上的。现实中，市场机制并不能自发地引导资源配置达到帕累托最优，出现市场失灵现象。此时，需要政府通过经济政策和手段纠正市场失灵现象，实现市场的资源配置最优。

帕累托改进不允许损害任何人的利益，是一个很严格的标准。然而，在现实生活中，某些人的自利行为免不了会要损害另一些人的利益，假如某种变革可以使受益者的收益大于受损者的损失，那么总的利益还是增大了。这种变革叫"卡尔多—希克斯改进"。现在的很多改革都是卡尔多—希克斯改进。当然如果存在着这种"卡尔多—希克斯改进"的机会的话，必须要使其中的利益受损者得到应得的补偿。与"帕累托效率"的定义类似，如果某种状态下已经没有任何"卡尔多—希克斯改进"的余地了，那么，这种状态就是达到了"卡尔多—希克斯效率"。

按照科斯定理，在交易成本为零的情况下，个人之间的谈判才可以保证卡尔多—希克斯效率变成现实的帕累托效率。但是实际生活中必然存在交易成本，就可能使得潜在的帕累托改进无法变为现实。按照帕累托最优，整个社会变革不能使任何一个人的利益受损；按照卡尔多—希克斯标准，通过设计合理的补偿方案等措施增大整个社会的收益，变革可以进行。可见，卡尔多—希克斯标准实际上是总财富最大化标准，现实中，经济学家一般采用卡尔多—希克斯标准。

卫生经济学研究的核心也是卫生经济学所要解决的基本问题，即如何有效的配置和利用有限的卫生资源，使之最大限度的满足人们对卫生服务的需要和需求，以达到提高经济效益和社会效益的目的。医疗服务的筹资、补偿和支出机制是目前医改困境的重要结构性与制度性成因，是长期困扰医改革进程的核心理论、政策争论议题之一，是医改革总体方案设计的核心和难点。而"帕累托最优"则追求一种社会资源配置状态，卡尔多—希克斯标准则是追求社会总财富最大化标准。因此深化医药卫生体制改革，其实质是使公共医疗卫生真正回归公益性质，需要国家介入和社会参与，应当将"帕累托改进"和"卡尔多—希克斯改进"的实现作为改革目标。由于健康的资源是有限的，我们应该根据社会福利最大化的标准，对有限的健康资源进行最优的分配。

切实缓解"看病难、看病贵"问题是新医改的总体目标之一，而造成这一现象的根源就是在医疗卫生资源短缺的情况下配置又不合理。医疗卫生资源配置失衡主要表现在城乡失衡、区域失衡、结构失衡、供需失衡。我国医疗卫生资源配置的效率较低，存在着城市资源过度配置和广大农村尤其是贫困农村资源配置不足的现象，最终致使宏观效率低下。医疗卫生资源的合理配置，必须以政府为主体进行调控、科学配置。政府必须先了解我国的卫生资源总量、分配现状以及存在的问题，从获得健康效益改善的角度找出需要更多卫生资源的领域，分析哪些领域投入带来健康损失比资源用于其他领域的健康效益改善程度小。通过将资源投入到带来更多健康效益的领域，才能改善总体健康状况，这样卫生资源配置的帕累托最优才能实现。

（四）医疗卫生服务市场的公平与效率

帕累托最优是实现卫生资源优化配置的有效途径。在医疗资源有限的背景下，要实现新医改2020年的长远目标，须考虑医疗服务的可及性和可承受性问题。在此背景下进行卫生资源配置，就迫切需要关注如何平衡好资源分配的公平与效率。"效率"与"公平"是衡量卫生资源配置的两个相互关联的重要指标。相对于人们的医疗服务需求和健康期望，卫生资源都是稀缺的。因此阶段发展论认为卫生资源优先次序的配置，首先应通过"效率"的提高将"量"做大，再"公平"分配改革成果。而我国医改前期"重效率、轻公平"的发展理念导致现有医疗格局中公平性差、反应度低、资源浪费引发效率低下等现象。在医疗资源有限的情况下，要促进卫生事业的健康、可持续发展，需合理规划资源优先次序，将资源分阶段投入到边际效益较高的卫生服务供给领域。医改的资源配置必将涉及利益再分配问题，改革的每个细节都可能挑战原先利益格局的强势方的主导性、控制力。在进行卫生资源配置的制度设计时考虑到公平、效率的平衡，不仅能够实现利益再分配，其目的更在于在公正程序和制衡机制基础上去实现利益共生、利益共享，进而提供了医改可持续发展的思路：以公正的程序构建利益各方有效参与相互制衡的体制，最终实现卫生资源配置的公平和效率相平衡的可持续发展。

医药卫生事业具有重要性和特殊性，既要强调经济效率，更要注重社会公平。科学界定在医药卫生领域中政府角色以及市场机制的作用，是有效发挥政府和市场作用的前提。医疗市场是一个不完备的市场，其具有的可替代性差、信息不对称、很强的外部性、存在行业垄断等特点，致使医疗市场存在着局部失灵的问题。医疗市场中公众与政府存在着信息不对称、契约执行成本高等问题，而政府方面则有计划不周、管制失效、效率低下甚至腐败等问题，进而导致了政府失灵。我国之前医改中的经验教训告诉我们，由于医疗卫生事业属于社会公共事业的范畴，要改变医疗市场中的"失常、失灵、失职"的现象，在医改中政府必须居于主导者的地位。这是因为政府作为社会公共服务的主要供给者，既负责相关机构的建立和运营经费的提供，也负责制定规划和实施监管。但在现代治理理念下，倡导多元主体共同参与协同治理，政府可以不直接提供公共服务，而成为服务购买者，通过相关激励措施和手段，鼓励多元市场主体和社会主体共同协作提供公共物品和服务。同时，政府通过关键性的强制和推动措施促进有益物品的消费。政府的主导地位还决定于医疗卫生事业的社会福利性、社会公益性。新医改要求完善四大体系的建设，政府和市场在每个体系中所占的地位与所发挥的作用是各不相同的。（1）在公共卫生领域，由于公共卫生服务具有外部性和公共性的特点，会出现得到一种利益却避开为其付费的现象，结果导致没有任何集体或个人愿意为公共卫生服务买单，进而出现市场失灵。因此在公共卫生服务领域，政府应采取政府主导的公共体制，通过财政筹集资金，进而保证公共卫生服务的公共属性。（2）在医疗领域，应该采取政府筹资的医疗机构和非政府筹资的医疗机构并存的混合体制。"新医改"特别强调要"政府主导的多元"，突出了政府职责的回归、卫生事业筹资的多元化。首先由于医疗服务市场供需双方具有信息不对称性和技术垄断性特征，同时看病就医又是患者健康生存的必然需求，如果医疗机构公益性丧失，医疗机构、患者等利益方可能会采取各种方法追求自身利益的最大化，进而出现"诱导需求""看病贵"等现象，因此这要求在医疗领域，医疗机构必须以政府筹资兴办为主导以保证医疗服务提供的公益性。再者人民群众的医疗服务需求是多层次的、多样化的，此时医疗服务的提供需要多元化，非政府筹资的医疗机构的发展是有益的补充。医疗服务市场应在政府主导保障医疗服务公益性的前提下，发挥市场经济作用在促进有序竞争的形成，提高市场效率，满足人民群众多层次医疗服务需求。（3）在医疗保障领域中，医疗救助和社会保险应主要由政府发挥主导作用，提高基本医保覆盖面，克服逆向选择，构建全社会分担风险、互助互济的预付性风险分担机制，保障不同收入居民能够公平地享受到基本医疗卫生服务；发展商业保险以及多种形式的补充医疗保险，应充分发挥市场机制，分担政府在医疗保障方面的压力，以满足人民群众基本医疗保障之外的需求。（4）在药品生产流通领域，药品的生产和流通以及管理经营应该主要交由市场，政府主要负责准入资格、价格和质量标准等监管。这是因为药品本身具有商品的一般属性，患者对于药品的需求与其购买力、购买偏好、替代品与互补品的价格等相关，药品的生产销售遵循商品交换的价值规律，因此需要市场调控，通过价格杠杆的作用鼓励企业生产质量好成本低的产品。但是由于药品存在医药市场普遍具有的需求强制性、信息不对称性等特征，容易导致价格形成机制的扭曲，因此需要政府参与监管以保证药品安全的用于人民群众以及"药价虚高"等社会热点问题的解决。

三、我国多主体医患信息沟通评价指标构建及验证

近年来，国内越来越多的研究从哲学层面对医患关系的认知进行解构和重构，比较显著的是身体哲学的兴起、借鉴教育学的主体间性理论、探讨医患之间的应然关系等。医学的学科属性从自然科学转变为"人学"，反映出医患关系作为人际关系的特殊形态，仍然具有广义的人际关系属性。较长时间以来，医患双方惯习于基于疾病的沟通，这是典型的自身主体性的沟通认知表达，即通过医方或患方的自我中心化倾向呈现出医患隔离的交往知识论特征；而基于身体的医患沟通要求医患双方关注个体的人本性、社会性和差异性，通过医患主体性的解构及重构，形成主体间性、他者性知识论下医患双方的交往关系表达。

实际上，美国以"医患沟通决策"（shared decision-making, SDM）

为目标和途径帮助患方参与医疗决策，进行了长期有效的沟通理论与临床实践之间的互动研究。这一概念于1972年首次被提出，20世纪80年代得到美国政府和总统顾问委员会的认可和运用，90年代后被英国和加拿大等国用于癌症决策治疗和流行病统计分析。2006年，有学者将SDM概念模型转化为临床行为的基本要素；2010年以来，来自不同国家的多位学者共同签署萨尔茨堡共同决策声明，呼吁临床医生将SDM视为道德要求，通过医患间双向互动的、准确的、个性化的交流沟通，为患者及其家属提供资源并帮助他们做出决策。与此同时，帮助患者参与共同决策的辅助工具（Patient Decision Aids，PtDAs）也得到开发，如OHRI-IRHO决策辅助工具库、Ottawa和悉尼大学的患者决策辅助工具、美国梅奥诊所的决策辅助和信息等，国际患者决策援助标准（International Patient Decision Aid Standard，IPDAS）已用于跨国别的广泛使用。以SDM和PtDAs为基础的医患沟通评价及量表众多，如dyadic OPTION、DAS-O、DSAT-10、PDRQ-15等。我国学者赵明杰教授将SDM概念引入国内，张大庆教授将SDM翻译为"共享决策"，赵羚谷等人对国内医患沟通决策进行综述研究，认为2013年前，国内相关研究主要停留在理论借鉴和国外研究推介方面，之后开始应用于临床决策参考，但仍然缺乏基于我国语言、文化、医疗、社会背景下的医患沟通设计、评价、分析及应用推广。杨慧等基于PDRQ-15设计出我国医患关系量表DDPRQ-10；王光明等在此基础上开发出基于患者视角的医患关系评价指标；王锦帆教授以诊疗过程的不同阶段分析临床思维与就医思维的权重；韩宇等通过文献分析、专家打分建立医患关系评价指标并进行278份问卷的调查，建立政府、医院管理、医务人员、媒体、患者五类影响因素指标；戴萌娜等人在文献分析基础上对影响医患和谐的主要问题进行资源层、组织层、过程层、结果层、外部子模层的层次分析。

但总体来看，第一，现有研究较多集中于医患关系评价的微观研究，缺乏来自医患沟通影响因素或指标体系的宏观研究；第二，基于医方或患方的医患沟通调查较多，将医患视为双主体进行多维度调查的较少；第三，虽然已有少量针对医患关系影响因素的评价分析，但仍然缺乏来自大样本数据的分析验证。研究着眼于医患的主体间性和他者性，关注影响医患信息沟通效果的多方因素，通过层次分析建立我国医患信息沟通效果的评价指标体系，并通过加权综合评价地区性大样本数据，得出我国医患信息沟通发展的区域状态和政策参考。

（一）医患信息沟通的影响因素与体系构建

1. 医患信息沟通的影响因素

层次分析法（Analytic Hierarchy Process，AHP）是将定性问题进行定量处理的一种简便、灵活和实用的多准则决策方法，通过将与决策有关的元素分解为若干目标和层次，将定性指标模糊量化来计算层次权重和排序，以形成层次权重决策。2016年3月，研究围绕医患信息沟通评价指标这一决策问题，依据目的性抽样原则选取合适的样本，即包括国内著名医学院校从事医学人文教育和研究的教师、学者8人和江苏南京地区部分三甲医院的资深医生20人、住院患者20人，进行半结构访谈和专家打分。经打分测算，结果显示我国医患信息沟通影响因素分别为医患双主体、政府、媒体和网络、相关协会组织、现有平台。由于参与打分人员为医患关系研究专家和医患关系当事人，打分具有可信度，一般不需要经过一致性检查。

2. 医患信息沟通的体系构建

以上述影响因素为基础，以上述8位医学人文专职从业者为专家，通过德尔菲法完成两轮的专家意见反馈和收集，建立我国医患信息沟通评价的指标体系，并遵循以下原则：（1）系统性原则。我国医患信息沟通效果评价的一级指标应尽量全面。（2）独立性原则。各一级、二级指标指向明确，互不重复。（3）科学性原则。各级指标均具有明确意义和科学解释。（4）相关性原则。一级指标和二级指标均能呈现较高的逻辑相关性，能够通过局部与整体的关系检验。

我国医患信息沟通效果的评价指标体系用A层表示；通过半结构访

谈和专家打分建立的我国医患信息沟通效果评价一级指标，用 B 层表示；通过德尔菲法和层次分析建立的二级指标，用 C 层表示。详见表5-2。

表5-2 我国医患信息沟通效果的评价指标体系（A）

一级指标（B）	二级指标（C）
医患双主体（B1）	医患对信息沟通中表达程度的满意度（C1）
	医患对信息沟通中表达渠道的满意度（C2）
	医患对信息沟通中表达方式的满意度（C3）
政府（B2）	政府出台政策前听取医患方信息沟通意见的广泛程度（C4）
	政府出台政策后听取医患方信息沟通意见的广泛程度（C5）
	政府听取医患方信息沟通意见的反馈程度（C6）
媒体及网络（B3）	媒体参与医患信息沟通的必要程度（C7）
	建立医患信息沟通网站的必要程度（C8）
	媒体和网络参与医患信息沟通的优势程度（C9）
相关协会（B4）	医患对信息沟通中医药等专业协会作用的认可度（C10）
	医患对信息沟通中消费者协会作用的认可度（C11）
现有平台（B5）	医方对现有医患信息沟通平台的满意度（C12）
	患方对现有医患信息沟通平台的满意度（C13）
	利于政府、医、患及社会多维度信息沟通的有效程度（C14）
	组织听证会等更多平台处理医患信息沟通必要程度（C15）

（二）医患信息沟通评价体系的地区验证

1.问卷来源与调查实施

根据上述指标体系，自行设计《我国医患信息沟通效果评价问卷》。于2016年3月—5月选取我国华北东北地区、华东地区、中南地区、西南西北地区的部分三甲医院开展问卷调查。华北东北地区选择北京市、天津市、陕西省、辽宁省、吉林省、黑龙江省；华东地区选择上海市、江苏省、浙江省、安徽省、福建省、江西省、山东省；中南地区选择河南省、湖北省、湖南省、广东省、广西和海南省；西南西北地区选择重庆市、贵州省和云南省。问卷共计发放4614份,回收有效问卷4508份,问卷有效率为97.7%,其中华北东北地区448份、华东地区2796份、中南地区630份、西南西北地区634份,详见表5-3。

问卷调查中,具体采取整群随机抽样方法,对上述地区三甲医院的医患双方进行随机调查,参与调查的医患双方自主填写问卷,经过专门培训的研究生作为调查员,负责当场指导和问卷回收。

表5-3 我国医患信息沟通效果评价的调查对象信息

地区	合计	性别		身份		学历				
		男	女	医	患	研究生及以上	本科	专科	高中	初中及以下
华北东北	448	189	259	93	355	43	183	99	88	35
		42.2%	57.8%	20.7%	79.3%	9.6%	40.8%	22.1%	19.7%	7.8%
华东	2796	1359	1437	1548	1248	513	1196	551	329	207
		48.6%	48.6%	55.4%	55.4%	18.3%	42.8%	19.7%	11.8%	7.4%
中南	630	343	287	395	235	149	331	76	41	33
		54.4%	45.6%	62.7%	23.7%	23.7%	52.5%	12.1%	6.5%	5.2%
西南西北	634	331	303	609	25	42	254	237	101	0
		52.2%	57.8%	57.8%	3.9%	6.6%	40.1%	37.4%	15.9%	0

2. 加权综合评价处理

通过加权综合评价法(weighted comprehensive Analytic,WCA),计算4个地区医患信息沟通评价指标的权重值。加权综合评价法是依据评价指标对评价总目标影响的重要程度,预先分配一个相应的权重系数,然后与相应的被评价对象各指标的量化值相乘后再相加。计算公式为:$P = \sum_{i=1}^{n} X_i W_i$

其中,P为某评价对象所得的总分;X_i为某系统第i项指标的量化值(0 ≤ X_i ≤ 1);W_i为某系统第i项指标的权重系数($W_i > 0$,

$\sum\limits_{i=1}^{n}Wi=1$）；n 为某系统评价指标个数。为便于将上述二级指标的差异程度进行比较，归一化处理后得到归一化值 Wi=[0.067，0.133，0.200，0.267，0.333]。通过 $Ci=\dfrac{X_iW_i}{\sum\limits_{i=1}^{n}X_iW_i}$ (i=1,2)...n 公式计算，得到不同地区参与调查的医患群体对各二级指标（C 层）的打分及总层次权重值 Ci，是数据计算中的基础分值；权重表示不同地区医患信息沟通效果评价的一级指标（B 层）数值，反映出医患群体对一级指标权重选择的地区差异；权重合计为1，总层次权重合计为1，结果如表5-4所示。

表5-4　我国不同地区的医患信息沟通评价指标权重

B层	C层	华北东北		华东		中南		西南西北	
		权重	总层次权重	权重	总层次权重	权重	总层次权重	权重	总层次权重
B1	C1		0.052		0.05		0.049		0.048
	C2	0.19	0.067	0.185	0.065	0.194	0.071	0.189	0.07
	C3		0.071		0.07		0.074		0.071
B2	C4		0.08		0.083		0.085		0.087
	C5	0.214	0.079	0.208	0.082	0.219	0.082	0.223	0.086
	C6		0.055		0.043		0.052		0.05
B3	C7		0.052		0.049		0.047		0.045
	C8	0.186	0.052	0.185	0.051	0.172	0.049	0.178	0.048
	C9		0.082		0.085		0.076		0.085
B4	C10	0.084	0.042	0.08	0.041	0.085	0.043	0.076	0.039
	C11		0.042		0.039		0.042		0.037
B5	C12		0.086		0.094		0.092		0.096
	C13	0.326	0.09	0.342	0.094	0.33	0.091	0.334	0.09
	C14		0.1		0.104		0.099		0.101
	C15		0.05		0.05		0.048		0.047
合计		1	1	1	1	1	1	1	1

对同一地区医患信息沟通效果评价指标权重比较得知，4个地区的一级指标排序由大到小依次为现有平台（B5）、政府（B2）、医患双主体（B1）、媒体及网络（B3）、相关协会（B4），其中华东地区B1和B3指标权重一致，均为0.185。不同地区在二级指标权重数值上呈现差异。笔者分别从以下5个方面展开分析：

（1）医患双主体因子选项（B1）中，中南地区显示出最高权重，权重为0.194。二级指标中，华北东北地区对医患信息表达程度的满意度（C1）最高，总层次权重为0.052；中南地区对医患信息表达渠道（C2）和方式（C3）的满意度最高，总层次权重分别为0.071和0.074。

（2）政府因子选项（B2）中，西南西北地区显示出最高权重，权重为0.223。二级指标中，对政府在政策出台前和出台后听取医患信息沟通意见的程度需求（C4，C5）最高的是西南西北地区，总层次权重分别为0.087和0.086；华北东北地区对信息沟通的意见反馈需求（C6）最高，总层次权重为0.055。

（3）媒体及网络因子选项（B3）中，华北东北地区显示出最高权重，权重为0.186。二级指标中，华北东北地区对媒体参与医患信息沟通的需求（C7）最高，总层次权重为0.052；华北东北地区对建立医患信息沟通专门网站的需求度（C8）最高，总层次权重为0.052；华东和西南西北地区对媒体和网络参与医患信息沟通的优势认可度（C9）最高，总层次权重为0.085。

（4）相关协会因子选项（B4）中，中南地区显示出最高权重，权重为0.085。其中，中南地区对医患信息沟通中医药等专业协会作用的认可度（C10）最高，总层次权重为0.043；华北东北和中南地区对医患信息沟通中消费者协会作用的认可度（C11）最高，总层次权重为0.042。

（5）现有平台因子选项（B5）中，华东地区显示出最高权重，权重为0.342。为进一步了解医方和患方对现有平台的满意度，设置了针对医方和患方的满意度调查，其中，西南西北地区医方对现有医患信息沟通平台的满意度（C12）最高，总层次权重为0.096；华东地区患方对现有医患信息沟通平台的满意度（C13）最高，总层次权重为0.094；华东地区对现有平台利于政府、医、患及社会多维度信息沟通的有效性认可度（C14）最高，总层次权重为0.104；华北东北和华东地区对组织听证会等更多平台处理医患信息沟通的需求（C15）最高，总层次权重为0.05。

通过上述调查研究分析，我们得出了以下结果和建议：

医患群体对影响医患信息沟通的因素及其排序态度基本一致，但在5个因素的具体描述中，不同地区的医患群体呈现一定的选择差异。这为我国医患信息沟通质量进一步提升提供了积极的参考。

（1）现有平台成为不同地区医患群体进行信息沟通效果评价的首要因素，但不同地区医方和患方在满意度调查中具有差异，同时医患群体更关心现有平台的建设力度而非开发新的平台。权重数值显示，仅华东地区的医患满意度呈现一致，总层次权重为0.094，华北东北地区患方满意度高于医方，中南和西南西北地区医方满意度高于患方，医患信息沟通平台的建设存在地区性的不平衡。4个地区的医患群体均显示出建设现有平台以利于政府、医患及社会多维度信息沟通的强烈需求，以华东地区为例，建设现有平台和开发新平台的需求比为0.104∶0.05（≈2∶1），反映出医患群体对多方参与医患信息沟通的明确意愿，这应成为我国医疗体制改革中的应有之义。

（2）政府成为影响医患信息沟通质量的第二要素，媒体及网络，尤其是相关协会的影响力需要提升。4个地区的调查结果显示，政府因素权重均超过20%，政府在医患信息沟通中的影响力甚至超越了医患主体自身因素，这一方面源自我国特色的政治文化传统，更重要的是，随着健康中国国策的实施和医疗体制改革的渐进，政府在医疗卫生服务方面的行为举措获得了医患群体的认同，政府公信力得到显著体现。相较之下，医患对媒体和网络参与信息沟通的优势较为认可，但对媒体和网络参与其中的必要性反应不佳，以华东地区为例，媒体优势、网络优势、媒体和网络参与必要性三组权重比例为0.049∶0.051∶0.085

（≈1：1：2）；相关协会在医患信息沟通中的作用发挥明显不足，在5个B层因素中占比最低，以其中占比最高的中南地区为例，协会作用占比仅为8.5%，医药协会和消费者协会的作用程度均低于其他二级指标的权重数值。因此，政府作为政策主导，可以考虑让更多的群体参与医患信任的构建，在医疗事业管理中加大对相关社会组织的协同与监管，发挥政府、医患、社会在医患信息沟通效果提升中的合力。

（3）医患双主体在5个影响因素中排序第三，超过媒体和网络的权重排序，华东地区的医患主体因素与政府因素权重达到一致，显示出医患群体主体意识的提升。比较总层次权重数值可发现，在信息表达程度、渠道、方式的满意度上，华北东北和华东地区对表达程度评价较高，中南地区在信息表达渠道、方式的满意度上高于其他3个地区；4个地区医患群体对信息表达渠道和方式的满意度均明显高于对信息表达程度的满意度。随着患方群体整体性知识水平的提升，患者对沟通中信息表达的系统性和全面性有了更高的需求，但这种基于影响生活事件的"主体病痛体验模式"与医方所习惯的基于自然生命现象的因果关系阐释模式存在着思维间的差异，产生了医患双方复杂的行为关系，甚至是成为一种具体化的社会冲突关系，以至于基于患者满意度的研究提出可以进行"患者期望管理"和医生"道德情感投入"。现代医学理念要求医生不仅需要面对患者疾病和心理问题，还需要具备从社会维度调试患者的就医思维、进行医学知识普及的责任心。当然，由于医患群体的整体素质和沟通需求可能存在一定的地域差异，体现在权重选择中可能导致某类地区的医患群体因信息沟通需求高而对信息表达渠道和方式满意度较低的结果。因此，医患群体及其相关因素，尤其是因知识背景、身份选择等天然因素导致的医方、患方的信息沟通差异，以及医患关系作为特殊人际关系而必然需要引入的社会性因素，建立医患信息沟通综合平台，应成为医患信息沟通效果提升的重要方面。

四、新医改下我国医患信息沟通状态调查分析

新医改以逐步实现为群众提供安全、有效、方便、价廉的医疗卫生服务为长远目标。2016年，健康中国成为完善国民健康的战略，反映出要为人民群众提供全方位全周期健康服务的国家态度。医患双方作为医疗制度改革和全民健康战略的核心主体，他们对待医疗服务的认知水平和能力状态将对国家医疗卫生事业发展产生重要影响。医患沟通的主要内容包括医疗信息方面的沟通和思想情感上的沟通，为了进一步推动医改的实施，构建和谐的医疗环境，社会各方都应当采取措施来改善医患关系。研究于2016年3月—5月，采用整群随机抽样方法抽取全国范围内共22个城市的4508名医患群体进行医患信息沟通状态调查，了解新医改环境下医患双方对待信息沟通的需求及表达，继而分析影响医患信息沟通的负面要素，从而提出构建医患沟通信息综合平台的思路。

（一）对象与方法

1. 对象

采取整群随机抽样方法，选取华北东北地区、华东地区、中南地区、西南西北地区的部分三甲医院为调查医院。其中，华北东北地区选择北京市、天津市、陕西省、辽宁省、吉林省、黑龙江省；华东地区选择上海市、江苏省、浙江省、安徽省、福建省、江西省、山东省；中南地区选择河南省、湖北省、湖南省、广东省、广西和海南省；西南西北地区选择重庆市、贵州省和云南省。其中，有效问卷回收情况为华北东北地区448份、华东地区2796份、中南地区630分、西南西北地区634份。参与调查的医方群体包括临床医生和护士，覆盖到医院的内科、外科、儿科、妇产科、门诊和急诊科室，回收有效问卷2727份；患方群体为在医院门诊就医的患者及家属，回收有效问卷1781份，有效问卷共计4508份。

2. 方法

使用自行设计的《医患信息沟通状态调查问卷》，对上述地区三甲

医院的医患双方进行随机调查。调查问卷包括：（1）医患双方的基本情况，医方调查包括地区、性别、职称和学历等，患方调查包括地区、性别、学历等。（2）医患信息沟通需求调查，具体包括信息表达需求、政府、媒体和行业协会评价、医患信息沟通平台需求等。参与调查的医患双方在知情同意情况下自主填写调查问卷；经过专门培训的研究生作为调查员，负责当场指导和问卷回收。

3.统计分析

采用 Epi data 3.2进行问卷数据录入，SPSS 20.0进行数据统计，具体运用到的统计学方法包括描述性统计和卡方检验。

（二）结果

1.基本情况

医方调查问卷共计回收2727份，按照医方的性别、学历和职称进行调查，其中男性1369人（50.2%），女性1358人（49.8%），研究生学历622人（22.8%），本科学历1399人（51.3%），大专学历556人（20.4%），中专学历147人（5.4%），高中学历3人（0.1%），高级职称616人（22.6%），中级职称785人（28.8%），初级职称1020人（37.4%），无职称306人（11.2%）。患方调查问卷共计回收1781份，按照患方性别、学历进行调查，其中男性803人（45.1%），女性978人（54.9%），研究生学历112人（6.3%），本科学历379人（21.3%），大专学历481人（27.0%），中专学历589人（33.1%），高中学历206人（11.5%），初中及以下14人（0.8%）。

2.医患双方信息沟通表达需求

（1）医患双方对信息沟通重要性评价

医方对信息沟通重要性评价由大到小依次为1251人（45.9%）非常希望，1196人（43.8%）比较希望，246人（9.0%）无所谓，24人（0.9%）不太希望，10人（0.4%）非常不希望；患方对信息沟通重要性评价由大到小依次为786人（44.1%）非常希望，689人（38.7%）比较希望，278

人（15.6%）无所谓,22人（1.2%）不太希望,6人（0.3%）非常不希望。

（2）医患信息沟通表达场合分析（表5-5）

医患在信息沟通表达场合选择上具有统计学差异（P = 0.000）,选择情况如下（表5-5）：亲友和同事（医方31.5%,患方23.9%）,网络（医方46.3%,患方52.6%）,专家学者（医方43.8%,患方22.1%）,媒体（医方26.5%,患方32.2%）,政府官员（医方42.6%,患方26.8%）。这反映出来自医患角色差异而导致的场合选择差异。

表5-5　医患信息沟通的表达场合分析

信息沟通场合	医方		患方		x^2 值	P 值
	人数	百分比(%)	人数	百分比(%)		
亲友和同事间	860	31.5	426	23.9	30.622	0.000
网络上	1263	46.3	937	52.6	17.153	0.000
专家学者面前	1195	43.8	393	22.1	223.387	0.000
媒体面前	724	26.5	573	32.2	16.663	0.000
政府官员面前	1161	42.6	477	26.8	116.01	0.000

（3）医患信息沟通的表达方式分析（表5-6）

医患信息沟通表达方式选择具有统计学差异（P ≤ 0.01）,选择情况如下：书面信函（医方22.0%,患方13.8%）,座谈会（医方49.3%,患方29.7%）,网络（医方47.8%,患方58.0%）,个别交流（医方21.5%,患方17.3%）,问卷调查（医方49.8%,患方34.9%）。网络沟通平台可成为既满足医患双方需求、又缓解现行医患沟通受限的可行方案。

表5-6　医患信息沟通表达方式分析

信息沟通方式	医方		患方		x^2 值	P 值
	人数	百分比(%)	人数	百分比(%)		
书面信函	600	22.0	245	13.8	48.097	0.000
座谈会	1345	49.3	529	29.7	170.730	0.000

信息沟通方式	医方		患方		x^2 值	P 值
	人数	百分比(%)	人数	百分比(%)		
网络	1303	47.8	1033	58.0	45.069	0.000
个别交流	586	21.5	309	17.3	11.599	0.001
问卷调查	1359	49.8	621	34.9	97.984	0.000

3. 医患双方对信息沟通中政府、媒体、行业协会作用评价

（1）医患双方对信息沟通中政府作用评价

医方对政府反馈必要性选择由大到小依次为2070人（75.9%）认为非常必要，537人（19.7%）认为比较必要，59人（2.2%）认为一般，56人（2.1%）认为不太必要，5人（0.2%）认为根本不必要；患方对政府反馈必要性选择由大到小依次为1271人（71.4%）认为非常必要，380人（21.3%）认为比较必要，91人（5.1%）认为一般，32人（1.8%）认为不太必要，7人（0.4%）认为根本不必要。

（2）医患双方对信息沟通中媒体作用评价（表5-6）

调查中的媒体参与被普遍认为具有必要性，但患方对于媒体参与度的要求高于医方。医方对媒体参与必要性选择由大到小依次为1336人（49.0%）认为非常必要，849人（31.1%）认为比较必要，321人（11.8%）认为一般，146人（5.4%）认为不太必要，75人（2.8%）认为根本不必要；患方对媒体参与必要性选择由大到小依次为959人（53.9%）认为非常必要533人（29.9%）认为比较必要，216人（12.1%）认为一般，50人（2.8%）认为不太必要，23人（1.3%）认为根本不必要。对媒体优势的评价上，对媒体影响范围、影响程度和宽松度评价均有统计学意义（P＜0.01）；医患双方对媒体透明度和独立性的评价上差异无统计学意义（P＞0.05）。按照媒体有利条件从大到小依次为：影响范围广（医方72%，患方61.2%），影响程度深（医方39.7%，患方26.8%），宽松程度（医方9.6%，患方7.2%）。（表5-7）

表5-7　医患双方信息沟通中媒体有利条件的选择

媒体 有利条件	医方		患方		x^2 值	P 值
	人数	百分比(%)	人数	百分比(%)		
比较透明	1640	60.1	1103	61.9	0.875	0.350
比较独立	474	17.4	279	15.7	2.591	0.107
影响范围广	1964	72.0	1090	61.2	63.831	0.000
影响程度深	1083	39.7	478	26.8	82.067	0.000
比较宽松	263	9.6	129	7.2	8.206	0.004

（3）医患双方对信息沟通中相关协会作用评价

相关协会评价调查分为医患双方对医药协会和消费者协会的作用评价。医方对医药协会认同度更高，患方对消费者协会认同度更高。具体情况如下：医方对医药协会认同度由大到小依次为589人（21.6%）认为很有代表性，933人（34.2%）认为较有代表性，801人（29.4%）认为一般，236人（8.7%）认为较无代表性，168人（6.2%）认为毫无代表性；对消协认同度为395人（14.5%）选择很有代表性，718人（26.3%）选择较有代表性，954人（35.0%）选择一般，394人（14.4%）选择较无代表性，266人（9.8%）选择毫无代表性；患方对医药协会认同度由大到小依次为320人（18.0%）认为很有代表性，579人（32.5%）认为较有代表性，612人（34.4%）认为一般，162人（9.1%）认为较无代表性，108人（6.1%）认为毫无代表性；对消协认同度为477人（26.7%）选择很有代表性，605人（34.0%）选择较有代表性，489人（27.5%）选择一般，131人（7.4%）选择较无代表性，79人（4.4%）选择毫无代表性。

4. 医患双方对现有信息沟通平台的评价

（1）医患双方对信息沟通中组织机构作用评价（表5-8）

研究提供的6个医患信息沟通平台选项中，除在"社会协会"选项上医患双方差异无统计学意义（P＞0.05），其他选项差异均有统计学意义（P＜0.01）。选择情况如下：人代会组织（医方52.4%，患方45.9%），政协与各党派（医方39.6%，患方29.5%），媒体（医方44.7%，患方55.3%），医院协会（医方75.1%，患方39.1%），研究机构（医方34.4%，患方21.4%）。

表5-8 医患双方对信息沟通中组织机构作用评价

组织机构	医方		患方		x^2 值	P 值
	人数	百分比（%）	人数	百分比（%）		
人代会组织	1429	52.4	818	45.9	19.389	0.000
政协与各党派	1081	39.6	525	29.5	48.647	0.000
媒体	1218	44.7	985	55.3	48.699	0.000
医院协会	2047	75.1	697	39.1	584.781	0.000
社会协会	1187	43.5	815	45.8	2.145	0.143
研究机构	938	34.4	382	21.4	87.374	0.000

（2）医患双方对信息沟通平台评价（表5-9）

医患信息沟通平台形式选择中，在多方座谈、听证会、报刊讨论、学术研讨差异有统计学意义（P＜0.01）；网络交流、电视专题讨论差异无统计学意义（P＞0.05）。选择情况如下：多方座谈（医方78.8%，患方58.6%），听证会（医方55.8%，患方44.2%），报刊讨论（医方35.4%，患方35.4%），学术研讨（医方38.2%，患方22.4%），医患双方的平台选择均倾向于多方座谈和听证会。

表5-9 医患双方对信息沟通平台评价

沟通平台	医方		患方		x^2 值	P 值
	人数	百分比（%）	人数	百分比（%）		
多方座谈	2149	78.8	1043	58.6	216.559	0.000
听证会	1522	55.8	788	44.2	57.699	0.000
网络交流	1839	67.4	1239	69.6	2.259	0.133
报刊讨论	965	35.4	965	35.4	9.555	0.002

续表

沟通平台	医方		患方		x^2值	P值
	人数	百分比（%）	人数	百分比（%）		
学术研讨	1043	38.2	399	22.4	124.316	0.000
电视专题讨论	1093	40.1	690	38.7	0.807	0.369

（三）讨论

医患信息沟通的基础可追溯到信息沟通的一般理论，包括信源（医方）、信宿（患方）、信息、信道、反馈和环境要素。其中，既涉及医患主体，还涉及这一活动中的沟通信息内容、沟通渠道、信息反馈和环境作用。医疗体制不断改革的根本出发点来自医患双方的综合需求，构建医患信息沟通的综合平台是新医改中的可行思路。

医患信息沟通中医方发布者、传播者身份和患方接收者、反应者身份的认知已发生转变。医患的"主体间性"（Inter-subjective）关系强调主体间具有某种共同接受的东西所达成的一定的关系，"指导—合作"这一新型医患关系已经被更多的人所接受。由于《医患沟通学》较早成为临床医学生的必修课程之一，因此调查中"非常希望"或"比较希望"进行医患信息沟通的医方占比45.9%和43.8%，医方普遍显示出较高的信息沟通和表达意识；相较之下，患方对信息沟通持无所谓态度的比例为15%，远高于医方比例，患方来源的复杂性和层次性导致当前患方的信息沟通意识及能力还存在不足。新医改为进一步唤起患方信息沟通的意识和能力提供了制度保障，但如何进一步强化医方沟通行为、唤起患方沟通意识，需要基于"主体间性"的相互生成的沟通开展。

医患双方对疾病认识程度不可能达到完全相同，特别是患者的切身体验不能通过科学观察而达到完全的理解。因此，政府作为医患双方第三信息沟通场合的共同选择，一定程度上反映出政府行为和国家力量对医患信息沟通的影响力，75.9%的医方和71.4%的患方认为政府反馈非常有必要，但患方对政府行为反馈和落实仍存疑虑，他们对人代会组织、政协与各党派作为组织机构的作用评价均明显低于医方；患方对于媒体参与度的要求高于医方，但对媒体影响范围、影响程度、宽松程度的有利条件评价中，患方均低于医方，医改中如何规范和发挥媒体的应有功能，实现"媒体监督"而非"媒介审判"，需要政府和社会的共同参与和监管；医方对医药协会和患方对消费者协会体现出一边倒的评价立场，但如何提升医方对消协的认同度、患方对医药协会的认同度仍是调查揭示出的问题；网络成为医患双方均认同的首选表达场合，网络沟通平台可成为既满足医患双方需求、又缓解现行医患沟通受限的可行方案。政府、媒体、协会作为信息沟通中的环境，不仅需要对医患双方的沟通意识和角色互动产生积极影响，更应该在活动中成为信道和反馈的有力保障，尤其政府的公共服务职能应在医改的过程中不断强化，从而形成政府、媒体、协会三者间的联动：即政府作为政策主导，应深入到医患信息沟通的全过程，并对相关媒体和协会的运行实行监督与融合；媒体作为舆论先导，应在医患关系中秉持公开公正原则，成为医患信息沟通的良好信道和反馈通道，通过信息传递、宣传教育和舆论监督来缓解医患双方信息的不对称、帮助政府公共服务职能的实现；相关协会作为专业代表，应在医患角色互通的理念下，通过彼此协作打造互认机制，着眼建设成为医患双主体的共同代言人。

　　虽然人们可以通过广播电台、电视台、报纸杂志获取更多医疗信息，通过助医网站和医疗咨询电话得到及时的医疗帮助和指导，医院努力改善就医环境使诊区布局更加合理，加强管理强化医务人员的服务意识，但这种"各自为政"的信道并不能在医患信息沟通中形成系统效果。由于知识水平和社会分工的客观事实，信息不对称客观存在，在医患关系中表现得尤为突出，医患关系是一种具有法律关系、伦理关系、价值关系性质的特殊人际关系，不仅需要医患间的信息沟通，而且需要人文关怀、心灵沟通、情感交流。上述针对医患信息沟通意识提升，政府、媒体及协会的联动作用发挥，是新医改中处理医患关系的积极方面，而基于医患信息沟通基础上的人文和情感需求的满足，是我们构建医患信息沟通综合平台的更高追求。医患信息沟通需要借助互联网实现信息覆盖和沟通便捷，需要线下实体交流来实现人际间的主体间性和情感共鸣，需要来自正式交流和非正式交流的交叉融合，更需要信息沟通基础上多方合力作用的实现。来自医患双方和政府、医院、媒体、协会等相关组织的合力驱动，形成多信道、多形式、多反馈的信息沟通网络，必然需要打造多种方式并存的医患信息沟通综合平台，这是新医改道路上促进医患和谐的必然选择。

五、医患关系认知现状对公立医院改革的启示

公立医院改革计划于2017年全面展开试点工作，初步建立现代医院管理制度，公平可及、群众受益是改革的出发点和立足点。江苏省是第一批医改试点省份，在医改向纵深发展之际，问卷样本具有代表性和现实研究价值。作为医改最大受益方的患方和医改主力军的医方同时也是医改政策的直接参与者和体验者，他们对于医改成果的评价及存在问题的反馈最有发言权，其对医患关系的感知和评价从侧面折射出公立医院内部管理和机制建设中的瓶颈，对医院管理和即将全面展开的公立医院改革试点工作具有实践参考价值。近年来，业内对医患关系的研究越来越多，然而专门从医院管理视角进行分析的很少。本研究立足医患两个主体，从政府和医院两个角度切入，在了解医患双方对医患关系总体认知的基础上，分析医患双方认知影响因素，探究医患双方认知下构建和谐医患关系的主要责任主体和重要环节对医院管理的启示，为公立医院系统化改革提供切实可行的建议。

（一）资料与方法

1. 资料来源

在南京、南通、淮安、无锡四所城市中，对四家三甲综合性医院内医患双方进行问卷调查，共发放3900份问卷，收回有效问卷3727份，

其中医务人员1023份，患者2704份，有效率95.6%。

2.研究方法

（1）自填式问卷调查

课题组在大量文献研究的基础上，向专家咨询后自行设计调查问卷，调查内容分为主客观两个维度，得出了医患双方比较理性的评价结果。7名调查员在受过短期培训后对医务人员发放问卷，并由被调查者自己填答。

（2）统计学方法

调查数据经 Epidata 双录入并进行实时校验后，用 SPSS20.0进行统计分析，分析方法采用描述性分析、有序等级相关 Kendall's tau-b、Pearson 相关分析和 Logistic 回归分析，α 取0.05。

（二）结果

1.基本情况及评价

（1）被调查者基本情况见表5-10

表5-10　医患双方基本情况

基本情况	医方			患方		
	例数（例）	构成比（%）	丢失（例）	例数（例）	构成比（%）	丢失（例）
性别			7			54
男	356	35.0		1266	46.8	
女	660	65.0		1384	51.2	
年龄（岁）			31			0
≤20	6	0.6		341	12.6	
>20，≤40	774	75.7		1755	64.9	
>40，≤60	210	20.5		498	18.4	
>60	1	0.1		110	4.1	
学历			1			6

基本情况	医方			患方		
	例数（例）	构成比（%）	丢失（例）	例数（例）	构成比（%）	丢失（例）
小学				71	2.6	
高中或中专	40	3.9		483	17.9	
大专	247	24.2		742	27.4	
本科	527	51.5		662	24.5	
硕士研究生	187	18.3		657	24.3	
博士及以上	21	2.1		83	3.1	

（2）医方认为医患关系现状严峻，其评价显著低于患方

66.9%的医务人员对医患关系评分在70分以下，认为医患关系较好或非常好的仅有8%；而79.2%的患方认为医患关系良好（表5-11）。由此可见，患方视角下，当今医患关系并没有社会感知中紧张，而医务人员对医患关系现状持消极态度的比重较高，研究结果与张兆金等相似。

表5-11　医患双方对医患关系的评分

评分	医方		患方		P
	人数（人）	百分比（%）	人数（人）	百分比（%）	
（90～100分）	15	1.5	133	5.0	0.000
（80～90分）	79	7.7	946	35.6	0.000
（70～80分）	242	23.7	1026	38.6	0.000
（60～70分）	381	37.2	429	16.1	0.000
（<60分）	304	29.7	126	4.7	0.000
合计	1021	100	2660	100	

$x^2$821.869　　　P=0.000

2. 医患双方认知影响因素

（1）个体差异

通过 Kdendall's tau-b 分析可知，医务人员年龄越大（T=0.101，P=0.000）、工作年限越长（T=0.054，P=0.031）、职称等级越高对医患关系评价越差（T=-0.110，P=0.000），尚不能认为学历是医方认知影响因素（T=-0.054，P=0.059）。

由 Person 相关分析可以得出，医患关系评价与年龄、文化程度呈负相关，与医学知识掌握、看病次数、健康状况呈正相关（表5-12）。

表5-12　患者个体差异与医患关系评价的相关性

项目	Person 相关系数	P
性别	0.022	0.252
年龄（岁）	-0.083	0.000
学历	-0.156	0.000
医学知识掌握情况	0.1	0.000
医疗保险类型	0.025	0.190
看病次数	0.160	0.000
健康重视程度	0.026	0.175
健康状况	0.057	0.003

（2）媒体影响

认为医患关系较差或非常差的人中受媒体影响医方占64.5%，患方占44.5%；所有评价中依据媒体信息的，医方占56.2%，患方占49.1%。92.8%的医务人员和75.7%的患者认为媒体对医患纠纷的不客观报道严重损害医患和谐。可见，媒体对于医患认知有着很大影响。调查结果显示，87%的医务人员对媒体报道恶性医患纠纷事件表示忧虑，这可能与其对于近几年屡见报端的恶性伤医案有强烈的代入感有关。

（3）个人及亲友经历

评价依据自身感受的，患方占78.0%，医方占88.9%、亲友相传患方占19.0%，医方占27.4%。由此可见，个人及亲友经历对医患双方的评价有很大影响。医方评价与自身及亲友接诊经历、执业环境、职业幸福感有关，患方评价与自身及亲友的就诊经历相关。

3. 医患关系影响因素

（1）医疗费用高和社会风气差是医患关系不和谐主要因素

在列出的11个影响医患关系的不和谐因素中，医疗费用高和社会风气差是医患双方前五位不和谐因素的共同因素。其他三位影响因素，医方依次为媒体宣传不当，医改缺陷和暴力袭医案频发；患方依次为市场经济影响，医务人员态度差和医德医风差（表5-13）。可见，医方将医患关系的不和谐归于媒体、政府及社会，患方则认为经济、医务人员本身对医患关系的负面影响高于其他因素。

表 5-13　医患关系不和谐因素医患双方认知

不和谐因素	医方		患方		P
	人数（人）	百分比（%）	人数（人）	百分比（%）	
媒体不当宣传	847	82.8	375	13.9	P=0.000
医改缺陷	617	60.3	472	17.5	P=0.000
社会风气差	598	58.5	715	26.4	P=0.000
医疗费用高	573	56	1533	56.7	P=0.634
暴力袭医案	573	56	248	9.2	P=0.000
市场经济影响	515	50.3	1341	49.6	P=0.748
患者欠缺医学	476	46.5	578	21.4	P=0.000
医患纠纷缺乏调解	424	41.4	548	20.3	P=0.000
医生沟通能力低	301	29.4	569	21	P=0.000
过度医疗	270	26.4	543	20.1	P=0.000
医务人员态度差	155	15.2	759	28.1	P=0.000
医德医风差	148	14.5	659	24.4	P=0.000

（2）政府和市场经济因素是医患关系的重要影响因素

政府因素和市场经济因素是医患双方认为医患关系影响因素重要程度前三位的共同因素。患方认为医院因素是影响医患关系的首要因素（表5-14）。政府因素主要为医改艰难、卫生投入不足、社会管理复杂、法治滞后；医院因素主要是公益性被弱化、医德人文欠缺与过度医疗。

表5-14 医患关系影响因素医患双方认知

影响因素	医方		患方	
	人数（人）	百分比（%）	人数（人）	百分比（%）
政府因素	579	56.6	1438	53.5
社会因素	385	37.6	1284	47.8
患者因素	295	28.8	1355	50.4
医院因素	278	27.2	1755	65.3
经济因素	245	23.9	1619	60.3
国外医药因素	116	14.3	501	18.6

（3）工作繁忙是医患沟通不畅的首要因素

医患双方都认为阻碍医患沟通的前两位影响因素为医生工作繁忙、医患间利益矛盾（表5-15）。75.6%的医务人员表示这些年来工作繁重并且身心疲惫。35.8%的患者认为医生情感冷漠，显著高于医务人员（15.2%），而对于医患知识水平差异和医生不善于沟通的归因医务人员又高于患者。

表5-15 医患沟通不畅原因的医患双方认知

主要原因	医方		患方		P
	人数（人）	百分比（%）	人数（人）	百分比（%）	
医生工作繁忙	773	75.6	1368	50.6	P=0.000
医患间利益矛盾	570	55.7	1147	42.4	P=0.000
医生情感冷漠	156	15.2	969	35.8	P=0.000
医患知识差异	486	47.5	850	31.4	P=0.000
医生不善于沟通	331	32.4	724	26.8	P=0.006

（4）医患双方对医改政策缺乏了解

21.5%的医方和17.5%的患方表示对大病保险改革比较了解或非常了解；医改举措的知晓率医方为38.2%，患方为21.1%。由此可见，医方对于医改政策的知晓率略高于患方，而从总体上看，医患双方对医改举措均缺乏了解。另外，患方对医务人员工作繁忙及其主动改善医患关系的知晓远远低于医方。

（三）讨论与建议

当下，公立医院改革就是医院管理工作的重中之重，从医患双方寻求问题之源是有的放矢。对医患关系评价及影响因素认知，医患双方既存在明显差异，又含有共识。差异主要体现在两个方面，一是患方对医患关系和谐度的评价明显高于医方，这与医方对恶性医疗事件的代入感强、医院软硬件设施和医疗服务质量持续提升不无关系；媒体渲染又让医务人员浸涵于个别医疗纠纷的不良影响中；暴力伤医事件频发使得执业环境充斥着不安全因素，影响医方对医患关系的评价；调查分析显示，医患认知差异还受到个体差异和诊疗经历影响。二是医方对于医患关系影响因素中媒体和政府的归责显著多于患方，而患方则更多关注医院因素。调查显示，医患双方最大共识是经济因素在医患关系中有至关重要的作用，其次，医患双方认为医务人员工作繁忙严重阻碍医患沟通，医患双方对于医改政策均缺乏了解。本次调查着眼于医患双方对医患关系认知的异同性，通过差异性分析探求阻碍和谐医患关系建设的根源，发现源于医院管理方面诸多因素，需要政府和医院各自在医改中强化角色和职责。当务之急，公立医院改革中减轻患方经济压力是重中之重，既需要医院自身廉洁建设，更离不开政府有效监管和宏观调控，医院内部管理的提升是提高患者满意度最直接有效的途径，医院应结合医务人员个体差异开展各项人力资源管理，注重将媒体因素纳入医院危机管理，持续提高工作效率，恰当引导患方认知，建设人文医院。

1.医患关系不和谐的根源

（1）医院公益性缺失造成医疗费用居高不下

患方认为医疗费用高是医患关系不和谐的首位影响因素。近几年医院回归公益性的呼声愈涨愈高，但现实中医院过分追求经济效益，医生拿回扣的新闻屡见报端，徒增患者经济负担。2016年年末，央视《新闻直播间》对于上海、湖南两地医生拿回扣的暗访触目惊心，报道指出回扣高达药价的30%-40%。究其原因，一方面，医疗行业行风廉洁建设已刻不容缓，而很多医务人员未正视自身存在的问题，将职业道德和行业守则遗落于经济利益的浪潮中，医院管理层效益第一的经营理念使得医德医风建设流于文字报告；另一方面，医生高额回扣是药品流通环节层层利润的冰山一角，其背后折射的是卫生系统运行的综合性紊乱：政府监管不力，医疗机构政策执行力低，医疗机构补偿机制不健全，医务人员服务价值没有得到认可和体现。

（2）信息不对称背景下医患沟通亦不畅

医疗领域的信息不对称体现在三个方面，一是医改政策知晓度低，二是医疗行业内信息壁垒，三是医患间的信息鸿沟。三者均对医患关系产生重大影响，而又以第三种作用最为直接。数据表明，50%的医患纠纷由于沟通不畅造成。由于医疗工作的专业性和高技术性，使得医患之间存在一条无法跨越的信息障碍，这就要求医务工作者通过有效沟通缩小由信息不对称造成的负面影响。而在医院，上至各级管理层，下到一线医务人员，特别是广大医生群体专注于提高专业技能，对于医患沟通的关注也仅仅停留在众口一致的重要性上，甚至有些医务人员认为治病救人才是其天职，沟通并不重要。所幸一些公立医院已经把对医患沟通的重视提上培训日程，然而医患沟通技巧并不是做几次培训就能掌握的。本研究结果显示医患双方认为医务人员工作繁忙是医患沟通的最大障碍，如何协调两者的发展不仅是今后医院管理层面研究的重点，而且每位医务人员亦责无旁贷。

（3）医患认知与现代医院内部管理

第一，要加强行风廉洁管理，不论是西方工业革命早期"胡萝卜加大棒"的激励政策，还是社会人时代梅奥的霍桑研究均表明，内部有效监管对员工满意度和工作效率的重要意义无可争议。当医务人员执业环境中充斥着回扣现象，而管理层对此无所作为，置医德医风建设于罔闻，必然造成不正之风在院内肆意横行。在强调人文关怀的同时，医院必须紧抓行风廉洁建设，坚决消除院内不合理的灰色收入，通过各项阳光制度规范操作流程，塑造一片干净的执业环境；严肃行贿受贿处理，并通过开展各项活动将行风廉洁建设贯穿于日常医院管理之中。第二，要涵养职业幸福感，医患双方认为医生工作繁忙是医患沟通不畅的首位因素。Eric S. Williams 等提出的环形医患关系模型指出医生的工作压力和满意度最终会影响患者的评价和满意度。因此，医务人员繁重的工作压力亟待减轻，应适当提高现有医护比例，合理配备值班人员，建立更人性化的倒班制度；陈开红等对5447例医务人员的调查研究中显示中重度情绪衰竭占51.14%，中重度情感淡漠占27.93%。根据马斯洛需要层次理论，每个人都有生理、安全、社交或情感、尊重和自我实现的需要，当员工需求得不到满足时，激励效果将大打折扣。医务人员在高压的工作环境和暴力伤医事件频发的执业背景下，安全和尊重的需要得不到满足，自我价值难以体现，渐渐产生职业倦怠感，而其消极的心理因素严重阻碍了和谐医患关系的构建。因此，在医院日常人力资源管理中要注重医务人员心理需要和变化，建立内部心理咨询室，增设心理教育培训，强化人文关怀；同时通过环境的改善，光线及色彩的运用辅助避免职业倦怠；另外，各科室应通过建立独特的科室文化来提高医务人员幸福感和组织归属感，这需要医院管理人员掌握一定的管理和激励理论与方法，可组织相关培训工作实现。第三，要加强培训管理，组织培训的目的有补充知识、发展能力、转变观念和交流信息，培训方法应结合教室教学、影片教学和模拟演练，根据实际需求明确培训目的，丰富培训方式。医方认知受到年龄、性别、职称、工作年限、岗位、科室的影响。因此，在专项技能培训中，要综合考虑个体差异，在培训内容注重全员参与的基础上，综合培训人员个体差异将分组培训与分层培训相结合，在促进各年龄段、性别、工作年限和职称医务人员沟通交流的同时，有针对性地就各岗位和科室特点组织开展小范围专项培训。根据麦克利兰的成就需要论认为成就的需要是后天获得的，而具有成就需要的人能将工作做得更好。因此，在培训的准备、实施和总结过程中，应充分刺激受训人员成就的需要，通过有效激励达到更好的培训效果。

（4）媒体报道与医院管理

一要对医疗事件报道与医院风险管理，医方认为媒体宣传不当是医患关系不和谐的首要因素。近些年，强调媒体社会责任的研究不胜枚举，出发点无可厚非，然而新媒体的监管工作却是条雄关漫道。其实，对于医院来说，信息本身就是一种资源。医院在媒体对于医疗事件的报道，真实性暂且不论，其的确缩小了各地信息不对称的情况，使得个别医疗事件在全国范围内扩散。与其苛责媒体放大医疗事件影响，不如有效利用媒体报道的各大医疗事件，将其借鉴意义与医务人员的培训教育相融合。如何将其作为典型案例纳入医院风险管理范畴，利用媒体报道强化医务人员法制教育和职业道德教育，如何降低各大医疗事件报道对院内医务人员的负面影响才是具有现实意义的医院管理工作。团队学习和系统思考是彼得·圣吉学习型组织五项修炼中的后两项，而学习型组织的建立将更好地适应环境的变化，取得长足发展，因此，医院应树立学习型组织理念，有效利用媒体信息开展学习培训工作。另外，医院风险管理中患方是风险出现的主要成因之一，医患知识差异是医务人员认为沟通不畅的第三位影响因素，因此对病人的风险教育显得尤为重要。二要媒体传播与医院危机管理，医院危机管理是医院危机爆发后，为减少损害被迫进行的紧急管理办法。医院应与主流媒体达成合作关系，根据现实情况对院内产生的医患纠纷及医疗事故做必要的第一时间跟踪报道，掌握信息传播的主动权，避免其他媒体的恶意报道。

（5）政府行业监管与公立医院公益性建设

要充分发挥监管职能，逐步提升分级诊疗和多点执业的可操作性，政府因素是医患双方认为医患关系影响因素重要程度前三位的共同因素；政府调控下持续推进分级诊疗和多点执业是实现有序就医、合理分流病人的重要制度保证。对于分级诊疗和多点执业各级政府应逐步细化实施标准，完善配套政策，提高其操作性。管理学中反馈控制是控制工作的成果控制，对纠偏工作的开展有很大借鉴意义，在医改工作中应建立信息反馈系统，完善 PDCA 循环。医改是由政府主导，各地方医院试点执行的一项民生改革工程，而作为医改主力军的医务人员，将政府医改缺陷归于第二位医患关系不和谐因素，可见在医改政策的实际操作中有种种不可行的阻碍，因此，政府应畅通长效医改问题反馈渠道，定期收集一线工作人员的反馈意见，完善分级诊疗配套法规规章并逐步调整其各项工作细则，从而保障医改在切实惠及民生的同时协调各利益相关者利益。

（6）要健全医院补偿机制，推进医院公益性建设

医患双方一致认为医疗费用高是造成医患关系不和谐的重要影响因素，然而在现有体制下，政府应在倡导公立医院回归公益性的同时，大力健全医院补偿机制，落实政府投入责任。首先要划定具体补偿项目、补偿范围、补偿条件；其次拓宽补偿来源，政府在加大卫生投入的同时要综合多种方式筹措补偿资金来源，减轻财政负担，如恰当吸引社会资本，企业捐赠；在加强信息公开的同时完善多方监督机制，建立第三方监管机构，推进社会监督，在确保各项补偿资金发放到位的基础上监督诊疗过程的合理性。

此外，要优化公立医院规划布局，下放医院人事权。政府应严格控制医院规模和病床编制，严禁不必要的举债扩建，严格医院大项目预算把关，防止医院盲目扩建；推进医院管理层专业化、职业化建设，引导院长将着眼点立足于医院管理而非谋求更多经济利益；同时，应将医院的人事权下放医院。医院机构内人事权不完全由医院掌握造成医院的用人自主

权难以落实。只有医院掌握了人事任免权，才能提高医务人员忧患意识，才能更有效地将合适的人放在适合的岗位，实现医疗岗位的优胜劣汰，最终保障医务人员的整体综合素质。《国务院深化医药卫生体制改革领导小组关于进一步推广深化医药卫生体制改革经验的若干意见》鼓励建立灵活用人机制，这是编制管理的进步，但其落实仍需提高操作性。

加强药品流通监管，药品招标两线并存。经济因素是医患双方共同认知下医患关系的前三位影响因素，而药品价格高是看病贵的一个重要因素。公立医院改革指导意见中指出推进医疗、医药联动；2017年1月9日"两票制"的正式发布也减少了药品流通环节，对降低虚高的药品价格起到进一步推动作用；如今取消药品加成已向全国推广……一系列惠民利民的医改政策有口皆碑，然而由于经济利益因素，政策落实有层层阻碍，需要政府充分发挥监管职能，为各项医改政策的贯彻执行保驾护航。另外，在药品招标方面，存在统一招标药价比医院自主招标价格贵，以及中标药品市场性价比较低甚至中标死的现象。最大限度发挥药品招标的效用，真正实现医疗医药联动，切实减少医院药品成本，降低药品价格，应将政府统一招标和医院自主招标相结合。

加大医改宣传力度。调查显示，即使是医方对国家医改政策也知之甚少，这直接造成医务人员对政策的不了解，没有良好的政策实施氛围，影响其落实的彻底性。为此，各级卫生部门要密切跟踪各单位工作进展并及时总结反馈，致力于解决改革过程中突出的问题；对于较为成熟的改革经验，要予以深度专项解读和推广，以形成正面舆论导向，引导群众认知，从而营造公立医院改革的良好氛围；另外，大力宣传医务人员先进典型案例，形成一股示范带动作用的合力，充分体现医务人员医改主力军的地位。

六、医改中医疗服务和医学教育亟待自我变革

经过近些年医改，我国城乡居民参加职工基本医疗保险、城镇居民

基本医疗保险、新型农村合作医疗三项基本医保人数超过13亿人，覆盖率达到95%以上，建立了世界上最大的基本医疗保障网。面对医疗卫生行业的重大改革，面临经济社会复杂的形势，特别是复杂的医患关系局面，医疗机构的工作和医学院校培养的人才能够有效应对这样的巨大变革吗？显然会难以适应。当然，这其中有医药卫生体制改革政策不完善、法律法规不到位及社会管理不严密等问题外，反思医学自身，生物医学模式在现代社会中表现出了结构性缺陷，未适应市场经济对医患双方利益的权衡。社会赋予患者的知情权、选择权、生命健康权等在医疗服务中被机械式的生物医学模式所制约，产生诸多医患矛盾。长期性的医药卫生体制改革将不断有新举措，驱使医学模式从生物、心理、社会三个要素相结合，运用在医疗服务和医学人才培养中，并迫切需要在以下四个方面主动变革。

第一方面，公立医院需要尽快提高管理效能。即提高医院综合管理水平，包括人事管理、医务管理、科室管理、经营管理、医患关系管理、法务管理、科教管理及后勤管理等。如已经开始的公立医院改革，是破除以药补医，以管理体制、运行机制、服务价格调整、人事薪酬、医保支付等为重点而进行的系统化的全面改革。如何有效的实施复杂的改革，显然需要医院的专职管理人员和骨干医务人员积极参与其中，显然需要他们具有相关的管理知识与能力，显然需要政府和相关机构对他们进行服务性的管理与支持。由于我国传统医学教育在管理知识和能力培养方面的欠缺，数百万医务人员很难担当如此深刻的变革。因此，要提高医院管理效能，当务之急是政府卫生主管部门、医学院校、高水平的附属医院及社会相关培训机构，要非常重视对各级医院综合管理能力的培训，要根据医改的政策要求，制定对医院管理和医务人员的翔实培训方案与计划，通过广泛高效的培训，促进他们强化社会、管理及人文的思维与能力。这是公立医院改革是否成功的关键之一。

第二方面，医务人员应更有效的给予患者人文关怀。获得医生的心理慰藉是每个患者的渴望，但是，治病的思维习惯和市场经济的影响，使医院将工作重点放在治疗疾病环节，医护人员对患者不善于人文关怀，如接待患者态度冷淡，沟通交流过于简短或不耐烦，如医疗服务中忽略尊重、关怀、照料等细节性的言行举止。此外，对初愈患者或病情未痊愈的患者，医院普遍缺乏康复治疗条件，更缺乏医务人员心理调节和支持。因此，要通过继续医学教育的医学人文能力培训，通过严格的医德医风考核，通过增加人性化的医疗流程和制度，通过改善医务人员繁重的工作状况，整体性的形成医院医学人文环境，改变医生仅仅注重疾病的思维方式，对患者保持习惯性和职业性的共情、理解、尊重及交流。

第三方面，医务人员应鼓励患者参与医疗决策。患者维护自主权利的需要不断增强，而患者在医疗中未发挥出应有的决策作用，是经济社会和民主法治社会中的患者难以接受的，是造成患者不满意的主要因素之一。尽管中国《侵权责任法》和相关医疗制度都规定了患者具有知情同意选择权，但由于历史和现实的多种原因，患者实际参与医疗决策的相当少。让患者和家属有限参与医疗小组应是可行的，医患需要在法律契约面前建立这样的合作。但不是所有患者都适合参与，要根据患者的病情、文化程度、心理素质、本人及家属意愿等考虑，但是，患者不是参与医疗组的所有决策和诊疗，而是恰当的部分，如选择某些诊断和治疗的方案、护理措施等。同时，患者应受到必要的医学和医疗教育，医患矛盾主要原因之一是医患信息不对称，患者缺乏医学和健康知识。尽可能缩小医患间医学知识及信息的差距会有益于医患的理解与合作，医院需要新建立"患者医学教育"制度，并成为医疗基本程序，医务人员针对患者病情实施有效的医学知识教育，使患者和家人知晓必要的知识和信息，增强依从性，积极配合医生。

第四方面，医学教育应突破医学人文和管理能力培养的"瓶颈"。这是全社会和医患双方的迫切需要。传统生物医学教育未能有效地进行医学人文教育，医学生缺乏足够的人文社会课程，更缺乏实践训练，人文表达与社会管理能力不能满足医疗服务的需要。近几年来教育部建立了医学人文素质教育委员会，积极推进《医学伦理学》《医学心理学》《卫生法学》《医患沟通学》等课程的普及，成效显著。新医改背景下，医学院校更要重视培养学生显现出来的医学人文精神、临床工作能力、社会实践能力。将医学人文与生物医学有机契合，不断探索将医学人文素质和能力教育贯穿于课内与课外相结合、校内与校外相结合、教师与学生相结合及理论与实践相结合等，全过程全方位地开展医学人文教育，培养适应当今社会需要的卓越医务工作者。

需要反复坚持的，政府和社会必须运用法律，公平公正的保护医务人员的合法权益，这是中国十几年来医患关系紧张的环境下特别需要解决的问题。医疗服务的主要提供者是医生和护士，如果没有得到善待和保护，他们的医疗服务质量就难以保证。尤其在医改触及他们经济利益时，各级政府需加大投入，切实保障经费的投入，维护和恰当提高医务人员的待遇，落实双向转诊，分流患者，减轻他们繁重的医疗工作压力，维护好医疗秩序，保护他们的人身安全。

第六章 医改多方主体沟通平台的构建

一、医改多方主体沟通平台模型的构建

2016年10月，中共中央国务院印发《"健康中国2030"规划纲要》，国家对"健康中国"的倡导和持续推进凸显出政府对于全民健康的重视，而医疗行业是健康中国推进的主力军。当前医药卫生体制改革正处于攻坚克难期，各地医改试点在摸索中前进。由于医改涉及多方主体的利益，协调中困难重重，现实中缺乏一个汇总各方意见，促成相关者沟通交流公信力高的权威渠道；医疗的专业壁垒特性使得信息不对称在医疗行业尤为突出。但网络信息化的推进和高新技术的发展，为减少信息不对称提供了更多可行便捷的渠道；近年来，医疗行业越来越重视患者体验和人文关怀，公民维护自身权利意识也日渐增强。民众参与国家政策的积极性显著提高，而在深化医改过程中，国家和省级层面缺少能够有效广泛收集、传播特别是讨论的权威信息沟通平台，各方诉求难以畅通和传达。这样的社会环境给医改多方沟通平台的构建提出了强烈的现实需求。

（一）基本假设

全国各地医药卫生发展水平和医改实施现状虽然不尽相同，但医

改总体目标相同，即协调各方利益，提高医疗服务水平，缓解老百姓看病难看病贵；医药相关利益主体基本一致即医疗服务供给方、卫生服务利用方、政府、药方、保险、社会资本；多方沟通现状大体类似，即政府主导，自上而下执行，从全国而言，缺乏全面整体的沟通反馈及相关反馈处理机制。因此，本研究着重于对医改多方沟通主体构成、沟通平台类型及方式、信息链接程序和反馈机制，以及信息的整合交流形式进行探索。

（二）研究方法

1. 资料收集方法

（1）文献研究法

由于数据库中对于医改信息沟通平台构建的相关文章为0，在数据库内搜索主题词为"医"和"沟通"。

（2）问卷调查

针对文献研究得出的各主题，结合47份医患专题访谈内容，确定了问卷主体框架，经过三轮修改完善定稿。调查对象为全国各地医院院长153名、华东、华南、华北、华中及东北10所城市三甲医院医患、媒体、保险及医药行业从业人员若干，共发放问卷3653份，收回3572份，有效率97.78%，参考问卷统计结果设计初步的沟通平台指标体系。

（3）德尔菲法访谈

采用德尔菲专家咨询法筛选医改过程中多方主体沟通平台模型评价指标，经典德尔菲法需要开展四轮专家咨询，考虑到研究过程的复杂性和组织的难度，本轮共进行两轮专家咨询，时间为2016年8月到2017年3月。专家选择上，咨询对象从有较高声望的相关领域专家中，综合考虑其工作背景、研究领域和学术造诣，选取从事高校相关研究、卫生行政管理及医务工作的专家若干。后经由校内外专家推荐，一轮最终选取26名专家。操作程序上首先据初步确立的指标体系，开展第一轮专家咨询，说明研究目的、背景，并附上3572份问卷调查结果，供专家参考。其次，根据一轮结果及专家意见，汇总整合并拟定第二轮咨询表。随后，开展第二轮专家咨询，请各专家对修改后的三级指标的重要性和可行性重新进行评分。最后，回收第二轮咨询表，剔除回收的一份不合格咨询表后，对于咨询结果进行汇总分析。

2. 统计学方法

采用 Excel 表和 SPSS20.0 软件就专家意见集中度和协调程度进行统计学分析。

（三）专家概况

1. 专家的基本情况

本研究选取的咨询专家中博士 12 人，硕士 9 人，本科 5 人；高级职称 19 人，副高 7 人；从事医务工作的 6 人平均工作年限 21.3 年，卫生行政管理人员 9 人，平均工作年限 18.4 年，高校相关研究人员 11 人，平均工作年限 24.3 年，其中工作满 20 年的有 18 人次。

表 6-1 咨询专家基本情况

项目		人数	构成比（%）
学历	博士	12	46.15
	硕士	9	34.62
	本科	5	19.23
职称	高级	19	73.08
	副高级	7	26.92
目前从事专业	临床工作	6	23.08
	卫生管理	9	34.62
	高校科研	11	42.31

2. 专家积极性

以调查函的回收应答率作为参考评价专家对研究的重视程度。一轮共发放 26 份专家咨询函，回收有效咨询函 24 份，有效率为 92.3%，对咨询表提出修改意见的有7位。二轮共发出24份专家咨询函，有效反馈22份，有效率为91.7%，其中2位专家对咨询表提出修改意见。既往研究表明，调查函回收率>70%，专家的积极性就非常高。从专家的支持力度来看，各专家对本课题持有较高的积极性。

表6-2　二轮专家咨询调查函回收率及有效率（％）

调查轮别	回收率	有效率
第1轮	100.0	92.3
第2轮	100.0	91.7

3. 专家的权威性

专家的权威性在文中以权威系数（Cr）来表示，权威系数由专家在该领域的研究深度（Ca）和对该课题内容的熟悉程度（Cs）的算术平均数构成。权威系数一般认为≥0.70可被接受。专家的研究深度系数和对本研究的熟悉程度系数具体见表6-3和表6-4。

表6-3　专家对问题的熟悉程度系数表

熟悉程度	系数（Cs）
熟悉	1.00
比较熟悉	0.75
一般	0.50
不太熟悉	0.25
不熟悉	0.00

表6-4　判断依据及其影响程度量化表

判断依据	对专家判断的影响程度（Ca）		
	大	中	小
实践经验	0.5	0.4	0.3
理论分析	0.3	0.2	0.1

判断依据	对专家判断的影响程度（Ca）		
	大	中	小
相关资料	0.1	0.1	0.1
个人感受	0.1	0.1	0.1

4. 专家意见的集中度及协调程度

协调系数反映了所咨询专家对指标评价意见的协调程度。本研究用指标重要性赋值的算术平均数和中位数对专家意见的集中程度进行测量。本研究用协调系数来表示专家对沟通模型的指标的认知波动大小。一般协调系数在0.5的范围内波动。指标评价量化结果显示专家意见基本趋于一致（表6-5）。

表6-5　医改多方沟通平台模型指标变异系数

	第一轮专家咨询	第二轮专家咨询
沟通平台主体构成	0.10–0.30	0.07–0.31
平台类型	0.11–0.31	0.08–0.29
信息链接程序	0.13–0.34	0.09–0.27
信息内容与来源	0.08–0.46	0.07–0.25
信息反馈时间与方式	0.09–0.52	0.10–0.23
信息整合与交流形式	0.19–0.32	0.11–0.25

（四）模型指标体系确定

将必要性小于65%，重要性或可行性的标准差大于1，变异系数大于0.25的指标纳入删除范围，结合专家意见和课题组讨论，第一轮专家咨询共删除4个二级指标，11个三级指标；增加2个二级指标，2个三级指标，对2个二级指标和2个三级指标的名称表述进行了修改，并且对1项二级指标进行拆分。第二轮专家咨询将1个二级指标归入三级指标，增加了1个二级指标、2个三级指标，对1个三级指标名称表述进行了修改。经两轮专家咨询，课题组讨论修改完善，最终得出医改多方沟通平台模型一级指标6个、二级指标24个、三级指标54个。以百分权重法确定入选的指标权重，兼顾各层指标的数量，以专家意见为基础，对部分指标做适当的调整，模型评价指标及权重见表6-6。以权重大小为依据，将各主题中指标分为核心指标、重要指标和一般指标三个层次。

一级指标为平行指标，以医改沟通过程中各主题划分为主体构成、平台类型、信息链接程序、信息内容及来源、信息反馈时间与方式和信息整合交流形式六大类型（表6-6）。二级指标中A类权重系数大于0.33的政府和医疗服务供给方为核心指标，小于0.20的媒体、保险为一般指标，介于0.20至0.33之间的卫生服务利用方和社会团体组织为重要指标；B类医改工作协作平台（0.43）为核心指标，社会公共平台（0.33）为重要指标，C类自上而下与自下而上结合为主，横向链接为辅；D类权重系数大于0.3的意见与建议来源和舆情来源为核心指标，小于0.1的医改政策来源为一般指标，介于0.1与0.3的专业知识及法规来源为重要指标。

表6-6 医改多方沟通平台模型指标及权重

一级指标	二级指标		三级指标
	内容	权重	
主体构成（A）	政府*	0.34	国务院医改办、省政府医改办、市县政府医改办、发改委、财委、其他相关政府部门
	医疗服务供给方*	0.34	各级医疗机构、药物生产方
	卫生服务利用方△	0.20	患者、居民
	保险	0.17	基本医疗保险、商业医疗保险
	媒体	0.13	政府媒体、大众媒体
	社会团体组织△	0.21	医疗行业协会、咨询机构、区域医疗质量中心

续表

一级指标	二级指标		三级指标
	内容	权重	
平台类型（B）	互联网信息平台	0.24	各级政府医改网站、微信医改公众号、微博医改公众号
	医改协作平台*	0.43	发改委、财委、医改办、医保办、卫计委、医院
	社会公共平台△	0.33	政协医改专题、医—药—保险等专业协会、市民、患者
信息链接程序（C）	自上而下与自下而上相结合	0.53	
	横向链接	0.47	行业间、部门间
信息内容与来源（D）	医改政策来源	0.07	政府各级医改办
	舆情来源*	0.30	医疗服务供给方、卫生服务利用方、药方、保险、社会
	意见与建议来源*	0.37	下级政府医改办、药方、卫生服务利用方、医疗服务供给方、社会
	专业知识及法规来源△	0.25	政府医改办、医疗服务供给方、药方、保险
信息反馈时间与方式（E）	医改政策咨询反馈	0.42	网上及时反馈、网上定期反馈、政府媒体及时反馈
	舆情反馈	0.29	网上及时应答、政府媒体及时应答
	意见与建议反馈	0.15	网上定期应答
	专题讨论会反馈	0.15	网上定期应答
信息整合与交流形式（F）	多方座谈研讨会	0.26	
	网站综合反馈	0.26	
	网上专题讨论	0.25	
	走进社区	0.21	
	综合多方式	0.24	

注：*：核心指标；△：重要指标。

（五）医改多方沟通平台建设现状

1.基本构建了医改多方沟通平台的框架

第一轮专家咨询中信息链接程序删除"自上而下"和"自下而上"两个二级指标；信息内容与来源中删除两项三级指标"其他"；信息反馈时间与方式表中，审视指标体系后，部分指标属于宣传内容，不存在反馈问题。例如"法律法规"，故予以删除，根据专家意见统计及课题组成员讨论后删除9项三级指标；信息整合与交流形式表中删除一项二级指标"电视公开听证会"。

第二轮专家咨询，主要构成中"药方"和"咨询机构"重要性和可行性的标准差大于1，且变异系数大于0.25；主要构成中保险重要性、核心构成中基本医疗保险的重要性标准差大于1；信息链接程序中横向链接可行性评价变异系数大于0.25，信息内容与来源的意见与建议中保险评价标准差大于1；平台类型的互联网信息平台中微博医改公众号评价重要性标准差大于1，且变异系数大于0.25。至此，对医改这个庞大的体系确立了沟通平台模型结构：主体构成、平台类型、信息链接程序、信息内容及来源、信息反馈时间与方式和信息整合交流形式等六项。

2.平台优化

（1）增加医疗保险和与走进社区使平台结构优化

一轮专家咨询各方职能功能定位中增加2个二级指标：将"保险"加入利益主体，将"基本医疗保险"加入"核心构成"；二轮专家咨询增加1个二级指标，将"走进社区"加入"信息整合与交流形式"。从增加的指标看，专家对医改中医保因素发挥的作用给予比较高的期望，回首这几年的医改，基本医疗保险的确在支付方式上对医改的各方主体产生了不容忽视的影响。此外，专家比较重视基层社区的信息反馈与交流，我们以往的改革常常忽略了最基层的患者、群众的诉求，这也非常符合国家医疗重心下沉的导向。

（2）医改沟通平台的界限得到清晰的划分

一轮专家咨询将主要构成中的"公共"拆分为"媒体"和"社会团体组织"；对主体构成中部分指标表述做了相应修改，如将"医方"改为"医疗服务供给方"，"患方"改为"医疗服务利用方"；将"协助构成"中的"保险"改为"商业保险"；平台类型中将"政府相关部门"改为"其他政府相关部门"；主要构成里将"药方"修改为"药物生产方"。显然，本沟通模型得到良好的认同，专家们没有对沟通平台各级指标进行大结构调整，而是做了规范化清晰化界定，说明医改利益主体是多元的、独立的，建立沟通机制是推进医改的必然选择。

本研究通过对沟通主体的确定、平台类型的探讨以及对信息沟通方式、链接程序、反馈机制、完成了对医改多方沟通平台大体框架的设定，但是平台构建内部关系及具体操方式未能确定，在后续研究中将针对各实施阶段进行具体的实际操作模型构建，比如信息链接程序和整合交流形式可以再细化。另外，虽然本研究各项指标涉及因素较广，并结合专家意见进行了整合完善，但对于各项指标的相关关系、交叉作用仍需进一步研究，此次研究结果分析谨作为后续研究及今后相关研究的一个出发点，为医改中沟通平台试点的开展提供借鉴。

二、扎根理论下我国医患信息沟通影响因子评价

当前，持续的医疗体制改革和健康中国国家战略显示出政府层面的态度和努力，但和谐医患关系还需要来自更多层面的共同作用，其中，医患信息沟通无疑是实现医患关系和谐的重要内容和环节。因此本研究通过引入扎根理论，对医患信息沟通影响因子进行编码并形成调查问卷；通过数据统计分析和赋值计算，对上述影响因子进行权重排序和比较，分析影响医方和患方的因子重要程度，从而提出改进当前医患信息沟通的若干建议。

（一）资料来源与方法

1. 调查对象

围绕医患信息沟通影响因素这一核心问题，依据目的性抽样原则选取合适的样本，包括医学院校从事医学人文教育和研究的教师、学者8人和南京地区部分医院的医者20人、患者20人，以半结构访谈和专家打分的形式完成医患信息沟通影响因子的原始编码。以编码为依据，形成自行编制的《我国医患信息沟通影响因子的调查问卷》。选取华北东北地区、华东地区、中南地区、西南西北地区的部分三级甲等医院为调查医院。其中，华北东北地区选择北京市、天津市、陕西省、辽宁省、吉林省、黑龙江省；华东地区选择上海市、江苏省、浙江省、安徽省、福建省、江西省、山东省；中南地区选择河南省、湖北省、湖南省、广东省、广西和海南省；西南西北地区选择重庆市、贵州省和云南省。参与调查的医方群体包括临床医生和护士，覆盖到医院的内科、外科、儿科、妇产科、门诊和急诊科室，共计2727名；患方群体为在门诊就医的患者及家属，共计1781名。

2. 调查方法

扎根理论1967年被美国学者格拉斯（Barney Glaser）和施特劳斯（Anselm Strauss）首次提出，在搜集数据资料、确定核心概念、探寻社会现象间关系、建构理论等方面有着显著优势，其形成背景是社会科学研究的过度量化和质性研究的人为忽视。上述两位学者通过对医院重症患者的长期观察和访谈，记录医患之间的信息流动并形成大量笔记和数据资料，继而建构死亡过程分析理论，并发表著作《扎根理论的发现》（The Discovery of Grounded Theory）。虽然半个世纪以来，扎根理论被进行了一些修改，但其核心要求和方法优势得到来自不同学科的认可，尤其是在健康、护理、教育、商业以及心理学研究等领域。其要义可以归纳为：扎根理论是一种研究路径，而不是实体理论；研究结果是对现实的理论呈现，这来自于经验资料，而非主观预想和逻辑演绎；通过编码、撰写备忘录、画图表等形成完善概念间的隶属关系，最后进行理论整合[5]。在现有的医患关系评价研究中，较多采用文献分析方法总结归纳医患关系的影响因素[6]，本研究使用扎根理论，通过自下而上的方式收集经验资料，突破文献阅读分析的传统思路，来寻找反映医患信息沟通效果的核心概念，并理清这些概念间的联系，从而建构关键影响因子。首先通过半结构访谈和专家打分，完成医患信息沟通数据的初步收集和编码分析，对当前医患信息沟通的影响因素进行归纳和总结，梳理并筛选出医患信息沟通的关键影响因子，包括沟通需求、政府、媒体和网络、医院协会、消费者协会，为制定医患信息沟通调查问卷提供依据；在关键因子的指导下，编制《我国医患信息沟通影响因子的调查问卷》，在问卷调查数据的基础上，进行权重分析、因子排序和理论生成。

3. 统计学方法

以问卷调查的形式收集我国医患信息沟通影响因子的权重数据。调查表包括医患双方的基本情况表、沟通需求表、政府作用评价表、媒体及网络作用评价表、医院协会评价表和消费者协会评价表。具体采取整群随机抽样方法，对上述地区三级甲等医院的医患双方进行随机调查。参与调查的医患双方自主填写问卷；经过专门培训的研究生作为调查员，负责当场指导和问卷回收。运用 Epidata 进行问卷数据录入，SPSS20.0进行数据统计，具体运用到的统计学方法包括描述性统计和 χ^2 检验。

（二）结果

1. 调查对象基本情况

按地域分布的问卷回收情况为华北东北地区448份、华东地区2796份、中南地区630分、西南西北地区634份。其中，医方调查问卷共计回收2727份，按照医方的性别、学历和职称进行调查，其中男性1369人（50.2%），女性1358人（49.8%），研究生学历622人（22.8%），本科学历1399人（51.3%），大专学历556人（20.4%），中专学历147人

（5.4%），高中学历3人（0.1%），高级职称616人（22.6%），中级职称785人（28.8%），初级职称1020人（37.4%），无职称306人（11.2%）。患方调查问卷共计回收1781份，按照患方性别、学历进行调查，其中男性803人（45.1%），女性978人（54.9%），研究生学历112人（6.3%），本科学历379人（21.3%），大专学历481人（27.0%），中专学历589人（33.1%），高中学历206人（11.5%），初中及以下14人（0.8%）。

2. 医患双方的沟通需求

经 χ^2 检验，医患双方信息沟通的需求选择差异有统计学意义（P=0.000）。继而使用赋值计分的方法来计算医方和患方在信息沟通中不同因子的影响分值，按照医患双方的选择意愿的由高到低，设置赋值范围为0～4分，即非常希望为4分、比较希望为3分、无所谓为2分、不太希望为1分、非常不希望为0分。通过人数和分值的累计，计算医患双方的综合影响得分和平均影响得分，从而进行基于同质因子的医患态度比较。如表6-7所示，对于信息沟通的需求，医方选择"非常希望"和"比较希望"的总占比为89.7%，患者选择"非常希望"和"比较希望"的总占比为82.8%。经赋值计算，医患平均影响得分显示出医方的医患信息沟通需求高于患方。

表6-7　医患信息沟通的表达需求得分情况

表达需求	医方		患方	
	人数（人）	百分比（%）	人数（人）	百分比（%）
非常希望	1251	45.9	786	44.1
比较希望	1196	43.8	689	38.7
无所谓	246	9.0	278	15.6
不太希望	24	0.9	22	1.2
非常不希望	10	0.4	0.6	0.3
综合影响分	9108		5789	
平均影响得分	3.34		3.25	

3. 医患信息沟通中的政府作用

医患信息沟通中的政府作用评价差异有统计学意义（P=0.000）。如表6-8所示，对于信息沟通中的政府作用评价，医方群体中认为"非常必要"和"比较必要"占比95.6%，患方群体中认为"非常必要"和"比较必要"占比92.7%。经赋值计算，医患平均影响得分显示出医方对于信息沟通中政府作用评价高于患方。

表6-8 医患信息沟通的政府作用得分情况

政府作用	医方		患方	
	人数（人）	百分比（%）	人数（人）	百分比（%）
非常必要	2070	75.9	1271	71.4
比较必要	537	19.7	380	21.3
一般	59	2.2	91	5.1
不太必要	56	2.1	32	1.8
非常不必要	5	0.2	7	0.4
综合影响得分	10065		6438	
平均影响得分	3.69		3.61	

4. 医患信息沟通中的媒体和网络作用

表6-9 医患信息沟通的媒体和网络作用得分情况

政府作用	医方		患方	
	人数（人）	百分比（%）	人数（人）	百分比（%）
非常必要	1336	49.0	959	53.9
比较必要	849	31.1	533	29.9
一般	321	11.8	216	12.1
不太必要	146	5.4	50	2.8
根本不必要	75	2.8	23	1.3
综合影响得分	8679		5917	

政府作用	医方		患方	
	人数（人）	百分比（%）	人数（人）	百分比（%）
平均影响得分	3.18		3.32	

医患信息沟通中的媒体和网络作用评价差异有统计学意义（P=0.000）。如表6-9所示，对于信息沟通中的媒体和网络作用评价，医方群体中认为"非常必要"和"比较必要"的总占比为80.15%，患方群体认为"非常必要"和"比较必要"的总占比为83.8%，经赋值计算，医患平均影响得分显示出医方对于信息沟通中媒体和网络作用评价低于患方。

5. 医患信息沟通中的医药协会作用

医患信息沟通中的医药协会作用评价差异有统计学意义（P=0.002）。如表6-10所示，医患双方对于信息沟通中的医药协会作用评价为"很有代表性"和"较有代表性"的人数占比分别为55.8%和50.5%，经赋值计算，医患平均影响得分显示出医方对于信息沟通中医药协会作用评价高于患方。

表6-10　医患信息沟通的医药协会作用得分情况

医药协会	医方		患方	
	人数（人）	百分比（%）	人数（人）	百分比（%）
很有代表性	589	21.6	320	18.0
较有代表性	933	34.2	579	32.5
一般	801	29.4	612	34.4
较无代表性	236	8.7	162	9.1
毫无代表性	168	6.2	108	6.1
综合影响得分	6993		4403	
平均影响得分	256		2.47	

6.医患信息沟通中的消费者协会作用

医患信息沟通中的消费者协会作用评价差异有统计学意义（P=0.000）。如表6-11所示，医患双方对于信息沟通中的医药协会作用评价为"很有代表性"和"较有代表性"的人数占比分别为40.8%和60.7%，经赋值计算，医患平均影响得分显示出医方对于信息沟通中消费者协会作用评价低于患方。

表6-11　医患信息沟通的消费者协会作用得分情况

消费者协会	医方		患方	
	人数（人）	百分比（%）	人数（人）	百分比（%）
很有代表性	394	14.5	477	26.7
较有代表性	718	26.3	605	34.0
一般	954	35.0	489	27.5
较无代表性	394	14.4	131	7.4
毫无代表性	266	9.8	79	4.4
综合影响得分	6036		4832	
平均影响得分	2.21		2.71	

（三）讨论

如表6-12所示，根据平均影响得分大小，医方的信息沟通影响因子由高到低依次为政府、沟通需求、媒体和网络、医药协会、消费者协会，患方的信息沟通影响因子由高到低依次为政府、媒体和网络、沟通需求、消费者协会、医药协会。根据数据统计分析结果，可得到如下结论和建议：

表6-12　医患信息沟通影响因子得分和排序

影响因素	医方		患方	
	平均影响得分	排名	平均影响得分	排名
沟通需求	3.34	2	3.25	3
政府	3.69	1	3.61	1

影响因素	医方		患方	
	平均影响得分	排名	平均影响得分	排名
媒体和网络	3.18	3	3.32	2
医药协会	2.56	4	2.47	5
消费者协会	2.21	5	2.71	4
合计	14.98	/	15.36	/

1. 从医患双方的平均影响得分合计结果来看，患方对当前信息沟通的满意度总体较高，但医方对信息沟通的需求程度高于患方。这反映出我国医疗改革和医疗服务的综合提升获得了来自患方的认可，虽然医患沟通过程因诊疗时间的受限而存在时间局限，但医患沟通等人文课程的持续开设使调查中的医方普遍显示出较高的信息沟通意识和需求。虽然互联网的普及为患者提供了获取医学信息的快捷途径，但患方背景的复杂性和层次性导致当前患方的信息沟通意识及能力还存在不足，从患者角度分析医患关系及其影响因素的研究也较少；同时，在医患信息沟通中，医方基于自然生命现象的因果关系阐释模式与患方基于影响生活事件的"主体病痛体验模式"是对于疾病认知和解释的不同话语存在，医方和患方两种思维的交融，产生了医患双方复杂的行为关系。因此，由于医方的特殊身份地位决定他们在医患沟通中具有绝对的控制力，现代医学理念要求医生不仅需要面对患者的疾病和心理问题，还需要具备从社会维度调试患者的就医思维、进行医学知识普及的责任心。

2. 政府作用成为医患信息沟通中排序第一的共同影响因子，媒体和网络更加得到来自于患方的认可。数据说明，政府行为和国家力量在医患关系处理中的公信力已得到显著体现，媒体和网络的存在得到医患双方的认可，但由于网络时代带给一度被视为弱势群体的患方"知识民主"和"话语赋权"，因此调查中的患方对信息沟通中媒体和网络的作用评价高于医方。需要注意到，医患双方的沟通地位不能简单地在一方的话语失衡和另一方的话语赋权中游走，医患双方的话语均衡才是信息沟通的平等姿态，媒体和网络在医患信息沟通中的作用发挥仍然需要来自政府和社会的监管和参与。

3. 医药协会和消费者协会在医患信息沟通的关键影响因子中排序靠后，且平均影响得分反映出医方和患方代表协会的互认程度不高。医方对医药协会的较高认同和患方对消费者协会的较高认同反映出医患双方的立场差异，如何促进以两类协会为代表的相关行业协会获得更多相关群体的共同认同，这也是当前医患信息沟通必须面对的问题。如医院和医药协会可通过强化自身的信任倾向特征，改善和提高机构可信度，发挥医患信息沟通中的主动作用，并建立和执行有助于医患互信的制度等；消费者协会作为患方利益代言人，也应秉持公正的视角参与医患信息沟通的处理。

以上医患信息沟通的影响因子并非孤立存在，有学者将医患关系的首要影响因素归纳为社会信任危机环境下的医患信任缺失，因此，调查显示出的权重排序可视为当前我国医患信息沟通状态的投射，但良好的医患间信息沟通来自于因子的共同作用力，即需要形成医患双方、政府、媒体及网络、协会四者间的联动，打造医患信息沟通的综合平台。政府作为政策主导，应深入到医患信息沟通的全过程，并对相关机构的运行实行监督与融合；媒体和网络作为舆论先导，应在医患关系中秉持公开公正原则，成为医患信息沟通的良好信道和反馈通道，通过信息传递、宣传教育和舆论监督来缓解医患双方信息的不对称、帮助政府公共服务职能的实现；相关协会作为专业代表，应在医患角色互通的理念下，通过彼此协作打造互认机制，着眼建设成为医患双主体的共同代言人。

三、健康中国下基于网络环境的医患合作路径

在实现"两个百年"目标进程中，中国第一次把"健康中国"确定为国家战略。实现"健康中国"必须取得新医改成功，新医改走出"深

水区"，要求健康管理服务业发育必须完善、服务必须多元、运行方式必须科学、适应时代、管理高效等。互联网运用是当今世界的一次革命，改变了各行各业包括人与自然的生存形式和发展方式。"健康中国"前提下加强医患合作推进新医改，必须充分挖掘互联网与医患合作的积极因素，让互联网在医学教育、医学研究、医疗机构间管理等方面开辟医患合作的新路径并创造新的机遇，发挥互联网在医患合作中的巨大作用，为实现人民全面健康助力，是健康中国目标实现的重要路径。

（一）健康中国国策出台及意义

21世纪，我国即将踏入建成的全面小康社会，"全面"的小康包括了人民身体健康程度，全民健康是促进人类社会全面进步发展的必然要求。促进人的健康平衡性、协调性、可持续性，促进人民健康长寿，是实现全面建成小康社会的基石和核心。在医患关系紧张的局势下，2008年卫生部出台了"健康中国2020"战略，在医疗卫生领域提出"三步走"方案解决人民群众看病难看病贵的问题。党的十八届五中全会，提出了"推进健康中国建设"的发展战略，着力深化医药卫生体制改革，在改善医患关系的基础上，促进和保障人民健康，第一次把"健康中国"明确为国家战略。2016年8月，国务院下发了《"健康中国2030"规划纲要》（下称《纲要》），进一步明确重视人的健康就是促进人的全面发展，是实现"两个百年"计划的基础条件。

"以人为本"是社会主义国家最根本的要求，生命健康权是其他一切权利的前提，是人的最基本权利。健康领域发展好坏影响人民群众生存尊严、医患关系、政府公信力，更影响经济社会发展的协调性、持续性。为此，必须着力推动健康科技创新，建设健康信息化服务体系，构建整合型医疗卫生服务体系，推动提升健康服务质量效益的绿色集约式发展模式等，适应工业化、城镇化、人口老龄化、疾病谱变化、生态环境及生活方式变化等带来的新挑战。全面建成体系完整、分工明确、功能互补、密切协作、运行高效的整合型医疗卫生服务体系，以多元供给为基础，以共享发展为根本目标，保障人人享有均质化的健康服务，保证医疗服务实现同质化。将全社会人的健康水平提高，形成全民健康的和谐社会环境，促进社会政治、经济、文化和制度有序协调发展，这是全国人民的共同愿望，更是实现国民健康长寿，实现国家富强、民族复兴"中国梦"的重要标志。

（二）新医改难题和出路

医疗体制改革面临各种困难，伦理上涉及社会的正义与公正，本质是全社会所有公共财富再分配，涉及各个利益集团、阶层管理的经济逐利博弈和再平衡。当前，我国医患关系依然紧张，新医疗改革进入攻占期、深水期，各种利益和矛盾交汇，健康服务供给与人民健康需求增长之间矛盾依然突出，制约和谐健康共享发展的进程。进一步有效推进新医改，需要有"壮士扼腕"的气魄和"刮骨疗毒"的勇气精神才能突出重围。由于资源配置、分级诊疗不合理等原因造成的看病难问题依然存在；由于各级政府医疗投入相对较少、以药养医的利益趋使等原因造成看病贵问题，虽有好转但仍严峻。看病难，是因为医疗卫生领域效率低下和公平缺失，效率低需要医疗资源多元化，多元化需要依靠科学技术和社会力量重新分配和均衡医疗市场，增加医疗服务资源供给。充分依靠现代科学技术，引入竞争机制，是提高供给效率、缓解供需矛盾的重要途径。在有效扩大供给前提下，深化医药卫生体制改革，实行医疗、医保、医药联动，政府保证提供与低收入人群相当的基本医疗和公共卫生服务，实现政府干预来保证公平，解决看病贵的问题。落实《纲要》，要进一步整合医疗各方资源，提升医疗卫生领域各方效率，落实医药分开，摆脱以药养医，进一步落实政府指导下的分级诊疗，重点突出以人的健康为中心，变以往以解决人民群众看病就医问题，为向促进和保障人民健康的医药卫生事业改革发展方向。

"健康中国"战略下，实现人的和谐共享发展必须优化医疗服务，优化医疗服务的前提和条件是，必须有利于增加医疗服务供给，有利于提升医疗服务绩效，有利于促进医疗服务底线公平，最终达到合理解决医患关系的目标。利用互联网优化健康医疗服务，已成为卫生界广泛关注的重要课题。互联网正被纳入国家顶层设计，提升至国家战略层面，利用互联网推进和谐健康产业发展将成为医改趋势。2013年以来，我国明确了人口健康互联网信息化总体框架，2015年开始重视利用互联网信息在创新途径、创造业态、创建模式等应用，在执行《纲要》形势下完成"健康中国"卫生建设，必须将互联网信息化深度融入医疗机构运营、医生诊疗、患者就诊管理，政府监管，社会相关医疗行业运作，形成多方参与的有效互联网信息机制系统。互联网在优化医疗服务方面的作用有很多，本文主要研究分析互联网在医患沟通关系中的合作与运用。

（三）网络环境对医患合作的利弊影响

1. 网络环境提高了医方的沟通能力

网络医患个案的报道、宣传和解析，为医方掌握沟通内容、方式和技巧提供了途经，拓宽了学习模仿的范围。在农耕时代、工业经济时代多以一师带一徒或多徒方式传授技能和文化，进入知识经济信息时代，就要充分发挥网络互联网环境作用，由学习一家之长变学众家之长。从一些典型的医患矛盾中，医生从中得知患方的心理、诉求和感受，诊疗中自然会注重改善接诊病人的环节。相关研究显示，电子病历、E-mail、微信、微博等互联网技术引入到医患沟通当中，医方提前得知患者的相关信息，提前准备减少了诊疗失误，节约了面对面的诊疗时间，提高了沟通效率，提升了患者对于沟通的满意度，同时还可及时跟踪患者康复情况。沟通路径的拓宽为提高医方的医患沟通实践和研究能力带来深刻的影响。

2. 网络环境提升了患者对"医嘱"执行能力

互联网间接满足了患者迫切需求医学知识的获得感，间接为患者提供了宣泄病痛的机会。以往从医方获得相关医学知识是主要通道，患方从互联网获得的一些常识，虽不能保证专业正确，但一定程度上对自身的健康状况了解提供了途经，重建了与医生沟通的基础，提高了患者的信息量，提高了就诊过程中主诉时的信息质量，逐步改变了医院是保险箱和医生万能的错误观点。患方利用互联网获得相关信息完成与医方的间接沟通与交流，一定程度上突破了以往诊疗时间与空间的限制，打破了医患沟通局限于诊室或医疗机构内的条件限制。患者了解医学知识越多，越能支持和配合医务人员的医学行为，从而战胜疾病。

3. 网络环境部分排除了医患沟通潜在障碍

在知识经济信息时代，科技发展给医方和患方带来了大量医疗和社会信息。医患双方逐渐明白，由于我国目前诸多的社会矛盾制约和阻碍着医患关系的发展，任何一方一己之力无法改变现状。其一是大环境因素，例如政府财政投入不够、管理体制和运行机制滞后等。其二是医患双方直接因素，就患方而言，例如经济发展中导致的贫富不均，影响部分低层人群心理产生的对立情绪的转借；就医方而言，例如个别医疗人员唯科技主义和拜金主义缺失人文精神等。双方逐渐认识，医患"合同"关系标的不是简单的商品，医患沟通是科学和人文的交流、合作共同参与的医疗诊治过程。医方负责对入院的患者进行正确的诊断和合理的治疗，但不能保证完全治愈。

4. 网络环境推进了医疗改革的进程

互联网的发展让社会进入大数据时代，网上网下信息联动、国内外信息联动、政府与百姓联动、医疗机构行政上下级和医疗服务业之间实时联动成为可能。互联网的消极信息虽然对社会产生了不利影响，但一定程度上倒逼了政府医疗体制改革和医疗主体机构对服务理念的重视，为政府有序开展全民医保制度、分级诊疗制度、药品供应保障制度、统合监管制度和医疗主体机构的现代医院管理制度改革提供了很好的经验和依据。医疗管理部门依靠互联网第一时间获得相关数据，开展分析研究，制定相应对策，及时了解国际相关医疗改革成功经验，广泛深入社会加强宣传取得百姓理解和认可，加大政策执行、网上监控。

5. 网络下的电子健康信息存在不精准性

互联网健康卫生信息呈现碎片化、非专业化，有"健康鸡汤"之嫌。由于信息来源复杂，不乏部分个人、利益集团行骗招摇；信息内容参差不齐，无法辨别考证，缺乏监察机制；信息泛述，不具备针对性，难有系统"以疾病为中心"的治疗方案，更无"以人为中心"的健康指导。

6. 网络给医疗信息的安全带来隐患

网络带来便利的同时，也带来了信息系统安全隐患。确保患者隐私安全，是保证互联网与医疗服务行业有效深度融合的前提。互联网产生了大数据，大数据时代的智能设备技术，以数据形式将患者信息全程记录，并储存于云端形成数据库。电子数据具有易传播、易存储性，个人医疗数据面临巨大风险。有学者甚至认为，这个时代个人隐私已无法保护。网络环境下医疗信息安全存在以下隐患。

（1）公共安全方面隐患　利用大数据分析可以掌握国家或区域种族的基因数据、临床数据、年龄层次、疾病发病率等疾病谱动态信息，由此统计准确健康预测，给出精确的卫生干预措施。健康大数据可评估危害健康因素，可对预防和疾病发生率做出判断，一旦失控会导致灾难性的卫生事件发生。

（2）伦理方面隐患　网络大数据时代对患者最大的威胁并不是身体完整性，而是在未取得同意授权的情况下，侵犯所有者部分隐私数据，造成伦理失衡。在医疗分析和研究活动中，由于缺乏医疗信息管理规范约束，也会导致信息滥用现象。

（3）个人隐私方面　网络大数据时代，患者人体的医疗记录医学治疗信息存在泄露风险，当诊疗信息和健康信息在不同的卫生、医疗、科研机构之间，以及在保险及医药企业等之间实现数据共享时，大大增加了个人医疗隐私泄露的风险，这种泄露多存在于二次或多次利用期间。

（四）医患关系对健康中国和新医改的影响和作用

医患关系影响着健康中国和新医改的落实和进程，第一次"健康中国2020"的出台是为了解决看病难看病贵的社会问题，在实施和进程中存在诸多不协调的因素，除了其规划不够具体明确，各地方政府缺少积极响应外，缺乏有效的信息沟通是一个重要原因。我国在形成总体医改方案过程中，缺乏提供利益主要群体包括保险公司、医院、医生、病人、特殊人群、城镇居民、农村居民等，表达和辩论己方利益诉求的平台与机会，某种程度上有时还受到压抑。而这些被压抑的诉求势必演化为执行中的不配合甚至对抗，造成医改方案在贯彻执行中的阻力大和效果欠佳。例如，全国没有一个总的关于健康中国和医改的网站，政府上下部门、医疗上下机构间没有有效整合平台，规划出台前没有与社会互动，没有广泛向社会征集意见和建议，大大降低了社会各界对"健康中国2020"目标的参与度和认同感，医患关系是双方、双向的，健康中国和新医改顺利进行靠主导方引导，更要靠被主导方的配合。

《纲要》是国家战略，理应立足长远，最广泛征集社会大众建议和意见，并在最大范围内取得认知和认同，健康中国和新医改需要有医患融洽关系的支撑，融洽的医患关系需要有效的沟通。网络已成为当今社会人们生产、学习、生活不可或缺的生存环境，互联网社交成为当代人们生活方式的一部分，健康中国和新医改推进，特别需要借助互联网平台的高效性和便捷性。

（五）创新发挥网络在医患合作中的更大作用

1.利用网络创建医患沟通教育体系

可以利用网络创建医学生医患沟通终身学习电子学分卡。医学教育不同于任何其他高等教育，医学教育要注重专业和人文学习并重。人文教育理论学习安排在入学后至见习前，必须满足一定的课时；人文教育和专业教育一样设置见习和实践阶段，安排在见习后至毕业前，自主参与实践学习，严格管理，将此阶段学分按一定比例纳入见、实习总分。医学生医患沟通终身学习电子学分卡的创建，可作为医学教育模式"5+3+x"创新举措，作为未来入职的重要依据，随个人档案转入医疗主管机构。

在毕业后教育阶段，医疗主管部门重视制定轮转期间医患沟通的绩分细则。开发医患沟通网络专门评分软件，集中控制、实时评分、随时监控，细则落实到每一个轮转科室。制定继续教育医患沟通考核标准时，创建临床、科研和医患沟通学习绩分相结合、医患沟通学习绩分与个人薪酬和职称评定相结合的网络评价体系。创建医患沟通标准化云端题库，将"三基"变"三基+"考核。主管部门重视重大医患矛盾事件的教育，对造成重大医疗事故的医方、重大医患矛盾冲突的医患双方加强严格教育和警示，记入过失一方的网络云端诚信电子档案。

2. 利用网络加大医患沟通学术研究

我国的医疗状况、医患矛盾不同于任何其他国家，现有的医患沟通学术研究远远不能满足解决社会医患矛盾的需要。至目前，医患沟通方面的教材和学术著作尚少，医患沟通的研究仍处于初始阶段，从规章制度、实践应用层次向理论探索和形成理论体系需要一个很长的过程。至今，全国没有一个专门的医患沟通协会或理论研究平台，卫生管理部门主导创建官方网络医患沟通研究平台迫在眉睫，倡导在各地区、各专业的年会、学术会议中把医患沟通、个例分析作为重要内容，加强医疗机构、医生之间医疗网络沟通学术交流。

3. 利用网络建立医患合作信息化的医疗机构

创建全覆盖网络数据化医疗主体机构一级信息沟通平台。利用网络全院信息化，建立现代数字化跨平台医院。医疗诊治上做到处处可会诊，医患沟通上力求人人能调解。所有就诊技术资源电子化（包括门诊病历、各项化验检查数据，甚至手术录像等）；所有诊治过程临床路径管理和监控数字化；所有志愿服务、问询台网络化，设置病患自主查询电子网络信息服务站。医疗服务主体机构还可自主设置多种形式的网站平台、微博、微信等，设立信息化的医患沟通与协调医患纠纷部门机构，深入病区主动面对面的交流等。

创建全覆盖数字化医疗主体机构二级信息沟通平台。在医疗主体机构实现信息化的基础上，建立医患沟通数据化平台。医疗主体机构内部建立专门的医患沟通网络交流学习平台，平台延伸至各科、各医疗中心和内部服务部门（包括后勤部门）。定期组织科室内部、科室与科室之间和科室与部门之间的医患沟通学习交流会，组织典型病案和重大医患冲突事件的医患沟通专题研讨会。学习、交流或研讨形式不限，可以是工作时间的固定空间、时间开展，也可在虚拟网络中热点讨论。

4. 利用网络建立医患合作区域性卫生信息系统

据国家卫生和计划生育委员会统计，2016年4月底，全国有三级医院2142所，二级医院达7665所。政府在落实《纲要》中加大财政投入，建立研发以区域性（以县、乡、村；市级、区级、社区；省级、市级、县级）为主的临床管理三级信息系统，力求覆盖整个区域，建立跟随病人行走的电子健康记录、个人档案互通系统，实现个人电子健康档案在卫生信息系统区域内共建、共享和共用。建立区域性的异地就医费用结算电子网络系统，减少患方"垫资""跑腿"现象，告别目前医疗系统各单位各自为政"信息孤岛"和"信息烟囱"的杂乱现象，提高医疗服务效率，保障区域内三级卫生分诊服务体系内双向转诊的无缝对接，增强医疗服务系统内各级机构的联动协调，减少政府、医疗机构成本投入，减轻个人就医成本，减缓患方"看病贵""看病难"的问题，为医患沟通提供技术基础，缓解医患矛盾改善医患合作。

5. 确保网络环境下患者信息的安全性

健康中国和新医改最终的收益落脚在全体人民，基于网络环境下医患合作在保证安全可靠情况下，最终要得到人民配合和响应。首先，政府或医疗主管部门在健康中国和新医改过程中，制定严格法规严控医疗信息利用单位准入，实施过程监督和过程追责。其次，合理引导患者因个人隐私泄露产生的忧虑和恐慌，保护患者的合法权利，切实让患者消除顾虑，提升医学数据的真实可靠性，保证医疗数据在医、教、研、药、保险等方面的发挥更大价值。再次，具体操作中采集患者个人信息时，实现分类分级的层次化控制，鼓励患者按自己偏好积极参与个性化的访问控制策略，帮助患者多目标、多层次、多准则决策问题，增强患者在提供医疗信息时安全感，实现医疗数据的社会效益与医疗隐私权益之间的动态平衡。

第七章　健康中国的社会合作蓝图

一、中国新时代的健康发展模式

由于错过了工业革命，西方在过去的100多年里一直是中国的老师，所以中国奋起直追。但是中国接下来的发展，不仅仅局限于过去西方模式上的发展。习总书记曾讲"在西方发展的模式中工业文明遇到了许多挑战，中国想要实现强国的梦，就需要走出新的道路，新的发展模式就是新道路的其中之一，而人民健康应当放在优先发展的战略地位。"因为GDP的增长只代表了一个国家要改善大多数国民福利所具有的潜力，并不能说明社会实现这种潜力的程度，美国可以说就是最好的例子。

在国际上，已经有大量研究表明GDP的增长不能完全代表社会的进步。衡量一个国家的发展依靠单纯的GDP指标明显是不够的。应当包括社会发展、安全、幸福感、人类发展、公平、健康、环境保护等指标。联合国于2005年9月在《可持续发展议程》中提出六大指标：生存、绿色、合作、平等、健康、尊严。对于联合国的《可持续发展议程》中国一直都积极参与，并且在其中起到推动作用。

人民的全面发展、健康幸福是中国一切发展的目标，经济发展只是手段。总书记说绿水青山就是金山银山，但是绿水青山的市场价值几乎没有，因为没有这样的市场提供平台，而如何将绿水青山转换成金山银山，健康就是最好的转化剂。在绿水青山的地方如果有"三保障"，并且解决了"两不愁"的问题，那么健康幸福是必然的。所以"健康中国"战略成为中国目前新的战略。

目前，中国两个一百年的奋斗目标是建设社会主义现代化强国。衡量强国的标准不能仅仅局限于GDP，中国在晚清时代的GDP是世界的三分之一，当今的GDP，中国占40%不到，美国占20%不到。衡量强国的标准应当包括政治、文化、社会、生态、经济、科技等，它是一个综合实力的体现，而不是一个总量的数字，什么能够更好体现上述的综合实力，这些综合实力在最后能否造福于人民？因此，归根结底人民健康就是衡量一个国家民族昌盛和富强的重要标志。健康中国战略则是中国要走的新战略，健康不仅仅只是解决老百姓看病的问题，更是一个新的战略，对于国家的长远发展有着深远的意义。

健康不等同于没有病，没有病也不一定是健康。健康的智慧，经过中国漫长的农耕文明积淀后是非常丰厚的。世界卫生组织对健康的定义，是在世界各国文明的基础上进行的总结，健康不仅仅是没有疾病或不虚弱，而是身体的、精神的健康和社会福利的完美状态。研究发现，人均预期寿命在前社会主义国家的改善都是非常快的，主要原因就是因为有很好的保障制度，不仅仅包括生态环境和食品健康，最重要的是免除了人们生活中的焦虑和忧虑，中国的医疗卫生道路其实就是最早走向世界的中国道路。

新时期中国的战略，既有中国历史的经验，更包含中国文化的底蕴。中国的人均预期寿命在新中国成立初期是35岁，曾经一度被认为是东亚病夫。新中国刚建立的时候，毛主席说中国是一穷二白，回首那一段历史，百年战乱积贫积弱，一穷二白都不足以概括新中国当时的困境，但是人民健康始终都被党和政府高度重视。一直以来中国都厉行创新治理，第一次全国卫生会议于1950年8月举行，新中国卫生工作的三大基本方针基本确立："面向工农兵""预防为主""团结中西医"，把共产党革命成功的经验转移到卫生领域，这是世界上独创的卫生制度，更是中国文化的体现。健康关乎全国上下每一个人，而健康受到生活方式的影响又是最大的。新中国制定的卫生方针，提高了人民健康水平，为了减少疾病动员组织民众，取得了非常好的效果。

另外，依托农村集体经济，当时的中国创造了赤脚医生、合作医疗、三级医疗保健等制度。其中也有中国自己原创的转诊制度，医院不能解决就转出去，这也是三级预防保健中的一部分。20世纪70年代，中国经验广泛被全世界学习。其中，在所有的中国经验中，最有价值的就是国家政府的所有出发点都是为了人民的健康，以爱国卫生运动的形式自主创新，在依靠集体经济的基础上为全民提供初级医疗保健服务，并建立初级医疗保健制度覆盖城乡。20世纪70年代，中国经验得到了全世界的肯定并进一步推广，世界银行、世界卫生组织来中国学习并对中国经验做了一个总结，称之为中国卫生工作的三大法宝：赤脚医生、合作医疗、三级预防保健。

健康政策在新中国一穷二白的情况下付诸实践，提高人民的健康水平，动员群众减少疾病，均取得了良好的成效。可以得出中国的预期寿命增速将经济增速远远地甩在了后面。按照国际规律，人均 GDP 越高，人均预期寿命就越长。20世纪80年代，中国的人均 GDP 非常低，按国际经验，中国的人均预期寿命应该是50多岁，但是令人惊讶的是中国达到了68岁。1960年印度的人均预期寿命是44岁，到1977年中国改革开放的时候，印度此时的预期寿命是53岁，而中国是68岁。最大的工业化国家是中国而不是印度引发了人们的思考，健康教育是人口红利的最基础条件，虽然印度有人口红利，但是没有健康。

我们正处在一个精彩的大时代，这应该是所有人共同的感受。这个时代瞬息万变，许多事实都无法预测，无论是哪个小说家，都很难想象到今天的中国是如此的日新月异。中国正在经历一个"大时代"，在这个"大时代"之下，健康是人民美好生活最为首要也是最为基本的保障和根基。2016年8月，习近平总书记在全国卫生与健康大会上深刻阐述了推进健康中国建设在新形势下的重大意义，明确要求"要把人民健康放在优先发展的战略地位"。2017年10月，党的十九大报告将健康中国上升到国家战略高度，并承诺"为人民群众提供全方位全周期健康服务"。目前，尚不能满足一些群众对美好生活的健康需要，而健康中国战略的重要使命是均衡而充分地满足人民的健康需要，这也是国家健康治理体系现代化的根本归宿和目标指向。为此，通过建设现代化的国家健康治理体系，根据现实国情适时创新健康治理体系，保证健康中国战略的推进，来满足人民对美好生活的健康需要。

二、中国特色的健康社会合作之路

习总书记说，想要实现两个一百年的奋斗目标，就要把身体健康的工作做好，始终坚持以人民为中心。与当年的医改相比，健康中国已经不仅仅局限于医改的层面，它是从整个国家的角度去发展，是国家新的战略。从新模式、新时代的角度，实施健康中国战略。在《健康中国2030规划纲要》中明确提出：一切要以提高人民健康为核心，以体制机制改革创新为动力，以普及健康生活，优化健康服务，完善健康保障，建设健康环境，发展健康产业为重点，把健康融入所有政策，加快转变经济领域发展方式，全方位、全周期维护和保障人民健康。归根结底，满足人民群众的真实需求这才是一切生产的本质。而生活健康则是人民群众最基本的需求，如何全方位、全生命周期的保障人民的健康正是我们所需要做的。目前中国的医疗远远不能够保障人人享有健康，其中对人口健康的贡献中医疗占比不到10%，生活方式和环境对于人口健康起着巨大的影响作用，而生活方式和环境不是单一的，它是生态环境、政治制度、文化与经济社会发展模式密切联系的。因此，健康中国战略是一个综合系统的改革，是中国在新时代探索人类一种新的发展模式。

除了市场经济、改革开放能够解释今天中国的经济增长，还有一些非常独特的中国经验，就在前30年中国通过制度创新解决了教育和健康问题，在此期间仅用了极少的成本，培养了取之不尽、用之不竭、高质量的人才，为改革开放的顺利进行提供了强有力的保障。

经过多年的研究，中国证明了医疗、教育两者与经济增长显著正相关，都是长期相互影响的，这也是中国经济发展的特色。经济学中，人力资本是研究的一个范畴，但是人力资本在一般经济学里只是作为工具，当人力资本增长时，它在社会变革中所蕴含的深刻含义往往被忽略。目前中国发展的目标在于健康，只有人民健康，经济才能够稳健发展。中国经济学里面一直忽略的问题就是将人都工具化，但是人类发展的首要目的之一是长寿与健康的生活。健康不仅能够为中国带来优质的人力资本，给中国带来健康红利，更重要的是直达国家发展的本质目的。

为什么中国能够做到一切发展的最终目标是为了人的健康？是因为在前30年，中国人独创了中国工业化道路，社会革命是中国首先进行的，中国的社会结构得到改变之后，民众自己动起来发动爱国卫生运动来解决医疗问题，减少疾病。西方的高精尖、高技术、高投入、高资本道路不适合我国国情，这条路即使是今天的美国也无法维持。

中国道路的特色在于中国用极低的成本对医疗和教育进行普及，随着改革开放后市场经济的发展，加上中国土地公有化的优势以及政府出色的治理能力，全国同心同力，中国每次遇见问题时都会所向披靡，在中国的发展历程中，社会革命先于经济建设，社会建设促进经济建设。和西方国家相比，西方奉行的是先工业化，先建设经济，等社会工业化有了足够的积淀，社会建设才会慢慢推行，包括普及教育、建立各种保障制度。在中国当时一穷二白的情况下，先组织动员民众一心一意搞社会建设，打好基础以后，中国正式启动改革开放，为改革开放提供了强有力的保障。

2012年，中国的工作年龄人口占比开始下降，经济也进入新常态，这就是我们所说的"大时代新战略"。中国健康红利在很大程度上决定了中国的经济发展，而这就是健康中国的意义，现如今中国对健康进行再一次投资，以往的数据证明，中国的发展模式、公共政策是与健康联合在一起的。

在改革开放前，中国人均预期寿命增长速度是最快的。改革开放以后，中国的人均预期寿命的增长逐步放缓，但是经历过非典以后，人均预期寿命受到新医改的影响后再次提速。截至去年，中国人均寿命已经达到77岁。

中国目前主要关注于新时代综合系统的改革，这与过去治病、公共卫生等小领域的改革相比是一个重大跨越，对全方位大健康改革包括政治、文化、经济、社会、生态进行综合考虑，全方位打造健康中国，将健康融入所有政策中。目前为止，中国是世界上唯一一个以国家的意志来推动健康战略的大国。

十九大报告中，明确指出健康中国战略的实施，要深入开展爱国卫生运动，坚持预防为主，预防控制重大疾病，倡导健康文明生活方式。同时实施食品安全战略，保障老百姓的饮食。改革开放40年来，中国人民充分享受了健康的红利，与此同时，中国已经进入老龄化社会，医疗健康是老人在今后最大的需求。因此，如何应对老龄化是中国所要面临的下一个问题。

健康中国战略是中国国家层面上新的战略，同样是中国治理体系中重要的组成部分，站在国家的治理角度来看，中国现在的所有治理措施，都是一切为人民健康，其理念是以人民为中心，在相应的制度安排上国家做得也非常到位。

中国卫计委在2018年正式改名为卫生健康委，同时成立了医保局。治理前，中国都会让理念、制度先行，大踏步地推进理念与制度，而后跟进治理手段。不同地区情况也不尽相同，需要因地制宜的落实具体实施战略。中国不仅有独特的中医药文化优势，还有大数据时代给中国带来的发展机遇。正在推进中的健康中国战略，将健康融入所有政策，它是造福于国民健康的国家战略计划，不仅仅是卫生部门的事，更是全党、全社会的事，只要有明确、合适的考核指标，在中国就什么都能实现。

中国现在正式进入健康＋新时代，换而言之，健康就是国家财富，因为很多事物都是建立在健康生命的基础之上，14亿人的健康超过一切有形的财富，可以说是最大的财富。健康＋理念贯穿于全部的政策，覆盖全体国民，涵盖全体国民的全生命周期，一个都不落下，保障中国每个人都是健康的主要生产者。

健康的影响面非常之广，如今大健康产业正处于上升期，方兴未艾，中国的国民经济体系可以将其纳入到大健康上来。健康是一个深蓝海，与健康生活相关联的所有产品和服务都在这片海洋中。

健康＋可以理解为是中国的大时代新战略，它的契合点在什么地方？中国在漫长的农耕文明时代一直是领先的，近百年以来，随着信息网络、工业化、商业化发展迅猛，中国也不断地跟紧大趋势。在中国可以拿着手机搞定一切，这是世界上很少见的。科学技术的进步、人类的一切发明创造最终的目标是什么？显然是为人服务，健康革命时代在此时呼之欲出。与之前的赶超思路不一样的是，中国实施健康中国战略不仅仅局限于赶超，而是中国要引领新的道路，走出一条新的道路。健康中国战略在健康革命这个时代，最需要的是把前面所提到的农耕文明，包括农业的、信息的、商业在内的全部汇聚在一起，而在中国文化中，最擅长的就是汇聚融合，以小见大，由饮食在中国的种种汇聚便可得知。

大数据信息化也是中国现在一个非常有利的时代机遇，健康信息可以说是最丰富的数据信息，人的心脏每分每秒都在跳动，人无时无刻不在呼吸，身体的一切机能都在运转，中国人口基数颇为庞大，有14亿，健康数据基于如此庞大的群体上是非常大的数据。在过去，消费方和生产方是完全分开的，大数据时代意味着更深层次的意义，人民群众在消费的同时也在生产数据，比如作为一个消费方我在消费，我去医院看病我是消费，但是与此同时我也在生产数据，生产和消费在此时合一。未来的医疗大趋势一定是免费医疗，就像免费给你用东西，免费给你提供服务。去医院看病的病人将数据给医院，这些数据要比医疗服务更值钱，当然单个数据是没有意义的，但是14亿人的数据加起来就是一笔巨大的财富。因此，数据信息俨然已经成为一个特殊的资本要素。我们在过去认为资本要素一般都是土地、资本、人等，但是现在又多了大数据这一项，并且这将会成为最特殊、重要的投入品。

近年来，中国互联网大数据应用上已经充分展示了什么叫作范围经济、规模经济、网络效应，在发展中，中国可以充分地享受边际成本为零的优势，过去中国人同时消费是不可能实现的，消费都是消耗性的、排他的，即资源作为一个整体是有限的，消费了就没有了，但是数据不同，数据是可以交换、共享的，并且越消费越多，不存在消耗的情形。而过去都是消耗型消费，边际成本是不断上升的。财富随着数据的积累会变得越来越多，可以说中国真的赶上了一个好时代，并且中国目前在5G智能的世界处于领先地位，这个地位是无论美国怎么打、西方怎么打都不会动摇的，它是不可阻挡的。虽然华为被围攻，但是中国有14亿人的市场，销量跃为世界第一，背后显示了14亿中华儿女的民族凝聚力。

除此之外，大数据可以将与健康有关的所有维度都连起来，包括社会的，家庭的，社交的，时间的，甚至是科研等，使得健康影响的范围拓宽至最大化。从宏观上讲，健康的评估和影响因素需要综合考虑。在过去，客观条件无法达到，在大数据时代中国有了技术，完全可以对一个人进行全方位的健康管理，从出生到生命的终结涵盖全生命周期。

国家已经充分认识到，健康中国在健康大数据的支持下迎来了新的机遇，并确定为国家层面的战略。这是一个复杂的、艰巨的、系统的战略，任务尽管顶层设计是由政府在做，但是这个模式的实施还需要国民一起努力。特别是隐私保护的问题，如个人的数据是否被滥用，除此之外还有很多在制度层面的问题。大数据集成凭借中国政治制度的优势可以被有效地推进，这一点是很多国家都做不到的。除此之外，中国人口规模、中国文化都是众所周知的优势。由于当时的历史原因，中国错失工业革命，但是这次中国抓住了大数据所带来的机遇。中国文化具有整体性、系统性、综合性的特点，工业文明适用还原论这套方法，它是精细化的。两者存在本质的区别，但是中国在信息的平台建设上可以综合东西方文明的优势。

目前，中国已经有近百家像样的网上医院。在中国，看病是特殊的活动，它包括许多问题：有定价的，有风险的，以及最后责任由谁承担的问题。一个病人在家里挂上号以后，既可以选择在网上寻求医生看病，也可以去医院看病，二者的流程是一模一样的。如果是复诊的病人，不需要做其他的检查，医生可以在网上完成诊疗活动，通过快递将药送至病人手中，这次诊疗就结束了，中国医生的作用通过这种模式可以被极大地放大。现在中国大力倡导医生多点执业，但是众所周知，医生的工作压力是很大的，多点执业会无形中增加医生的压力，但是这个网络信息平台建成以后，医生可以充分利用碎片化时间，以最高效的方式给全国的病人看病，特别是一些专家，将医疗资源发挥到最大化。

分级诊疗的最终目的是要让老百姓在最近的医疗机构用最方便的方式得到健康管理和医疗服务，而且这些服务是连续的、系统的、便捷可靠的。进一步深入思考，将这个模式放大到每一个人，通过新技术、新手段，在全生命周期中为全体人民提供健康管理。在未来，智慧型的医生将会出现中国每个人的手机里面。在手机里面自己就能解决一般的问诊以及常见病，当不能解决的时候信息马上发送出去，机器人医生将会快速匹配提供最佳的优质方案，而不是机械地依靠百度。

因此，中国在未来将会依靠制度的优势——中国大一统的制度，中国人口规模的优势——中国信息技术的充分利用，以及中国文化的优势，搭建一个全生命周期的平台，即人口健康信息平台：中国人的大数据库。基于这个数据可以挖掘出无限的宝藏，这个大数据库不仅会改变中国的健康模式，也会对整个医疗模式进行改写，更重要的是对医疗领域的研发，这些研发包括未来药品、医疗器械以及与健康相关联的所有服务和产品的研发。

对于如何走好全民健康的道路，中国一直都在探索。中国要通过充分利用信息化手段，通过结合中国文化的优势，通过创新制度来找出并实现中国自己的全民健康道路。这条路如果能够打通，就意味着能够对健康进行全方位、全生命周期的管理，以较小的成本让每个人享有较高的生活质量，这对于全人类的发展是不可估量的，意味着中国为全人类做出了巨大的贡献。

当前最主要的任务，是要建立什么样的制度才尽可能地将健康中国这条路打通。其核心内容在于预防，做好健康管理，将更多的资源投入到前面，免除人们对于疾病的担忧，提高人们的生活质量，保障人民的健康幸福。健康中国是探索人类以健康和幸福为目标的新型发展模式，也是中国在大时代新的发展机遇，笔者认为它是"多数人的现代化"。无论是过去还是现在，中国人以丰富的经验证明了一个事实，那就是这与 GDP 没有很多直接的相关性，也不需要很多钱，打造健康模式，中国可以通过对制度的创新来达到，让每一位老百姓都能够得到健康保障。通过中国有为的政府，社会的有机合作，有效的市场，如果能把这条路走通了，那么这就是以中国健康梦作为支撑的中国梦！

三、中国医改与健康治理的关键路径

第一，坚持政府主导与市场作用结合。过度市场化被政府主导派认为是医疗体制出现问题的主要原因，强化政府责任才是改革的关键；而市场主导派则认为改革的重点是引入市场竞争机制，市场竞争不足才是医疗体制出现问题的主要原因。政府主导派认为医疗事业应当回归非营利性和公益性，加大国家对公立医院的投入，保持公立医院占多数的现状，同时实现全民医疗保障，让老百姓享有基本健康服务的社会权利。市场主导派认为政府应当将资金投入到购买服务或医疗保险补贴上，提供医疗服务的责任则留给市场，鼓励公众参加商业医疗保险和社会医疗保险。同时，鼓励引进社会资本进入健康领域，推动健康服务市场的发展，增加健康服务的供给量。

第二，**坚持公平与效率要相对平衡**。基于公众健康需求的无限性与健康资源的有限性之间的矛盾，公平与效率的矛盾同样存在于健康领域。需求者是公平问题主要关系方，供给者是效率问题的主要关系方。首先，正所谓"不患寡而患不均"，人的基本权利会随着不公平而逐渐丧失，健康公平的牺牲往往就意味着部分群体健康权的牺牲，很有可能引起社会的不稳定。其次，无论从结构上还是总量上，目前中国的健康服务体系都未能完全满足全体社会成员的服务需要。在卫生资源有限的情况下，效率是首要的保障，这样才能够使得卫生服务体系产出最优化的成果。

第三，**坚持补供方与补需方不能对立**。政府主导派认为政府财政应直接补贴医疗供方，所谓政府主导就是政府直接提供医疗服务。应当继续由政府来开办医疗机构，公共卫生和基本医疗服务由政府免费或部分免费提供，这样才能够维护医疗的公益性。而市场主导派认为政府财政应补贴医疗需方。政府应加大对大病救助和医疗保险的财政补贴，促进医疗供方之间的竞争；为了确保全民享有公共健康服务和基本医疗服务，政府不仅需要加大筹资，还要加大医疗服务的购买力度；同时，在第三方（购买方）与医疗供方谈判的基础之上，建立医疗费用支付制度和医疗服务价格决定机制。

第四，**坚持统一管理医疗保险基金**。有相当专家认为，卫生部门既负责医保基金支付的管理，又负责对医疗机构的管理，相当于既是"运动员"又是"裁判员"。另一些专家则认为中国政府改革的趋向是大部门体制，在未来必由一个综合部门统一管理人民的健康问题，而对医疗服务的监管，卫生部门具有专业的优势，医疗保险划归到卫生部门管理，对医保的服务方和筹资方之间展开合作是有利的。

我国政府开始寻求国际组织来探索对健康治理体系的改革创新，如向世界卫生组织、世界银行吸取建议与经验。2016年，《深化中国医药卫生体制改革，建设基于价值的优质服务提供体系》正式发布，这是由世界银行、世界卫生组织和国家卫生计生委、中国财政部、人力资源和社会保障部共同参与编制，以健康作为医药卫生体制改革的价值取向并大力倡导。我国也开始在政策层面强调医改的健康导向，习近平总书记于2016年8月在全国卫生与健康大会上正式提出"将健康融入所有政策，人民共建共享""没有全民健康，就没有全面小康"，对健康中国的建设等重大任务在战略和全局高度作了深刻的阐述，制订了健康中国建设的行动纲领和宏伟蓝图。党的十九大报告中，指出了我国健康治理体系创新的具体方向，进一步重申了健康观，并勾勒出健康中国的蓝图。

四、中国医改和健康治理的新体系

第一，要树立健康治理理念。必须树立健康治理理念，才能够切实解决行政体制分割性与健康含义广泛性之间的矛盾。各部门可以通过共同的健康治理理念促进部门之间的行动，在各项经济社会政策中融入健康价值，加强对卫生总费用支出的控制，在健康管理工作中建立权力和责任对等机制，推动卫生资源的合理配置，从而实现健康中国战略目标。由于中国是社会主义国家，因此在制度上存在优势，在健康治理理念下应当建立有效的联动工作机制，并整合健康相关领域的管理职能。健康治理不是政府包办，政府充当协调者是其重要导向，整合个人、社会和市场，在制度安排和政策上形成合力，实现"病有所医"的目标，让人民对美好生活的健康需要得到充分满足。

第二，要优化健康服务模式。要加快转变健康服务模式，将落实预防作为主要方针，切实解决健康服务模式滞后性与健康需要多样性之间的矛盾。全过程中以提高人民群众健康水平为根本目的，多部门需要通力合作来实现全面健康，各方力量如教育、食品药品、体育、统筹宣传、卫生等之间形成合力，将健康促进等各项公共服务与医疗卫生服务和食品安全、环境安全、健康宣传教育以及体育运动结合起来。同时，加强中医药防治疑难疾病、重大疾病和新发突发传染性疾病的研究，充分发挥中医药养生保健、"治未病"的优势。除此之外，还要发展健康教育，培养国民形成良好的生活习惯，加强对健康的管理，全面提高全社会的健康素养。

第三，要有效地建设好协同型健康服务体系。只有加快建立协同型、整合型的健康服务体系才能够切实解决健康服务供给不足与健康需要快速增长之间的矛盾。"医疗""医保""医药"等各方面力量亟待整合，在医疗信息系统、政府财政和医疗保险支付制度的支持下建立健康联合体，将首诊服务平稳地下沉到基层。想要不断提升群众健康服务和就医的体验，就要建立互联互通的健康信息系统。大力促进互联网、养老、健身休闲、旅游、食品五大行业的融合，将健康产业培育成为国民经济增长的支柱产业和新引擎。促进临床与预防的有效融合，整合基层疾病预防控机构与医疗卫生机构资源，打造疾病防控的坚实网底，让"以健康促进为中心"逐渐取代"以疾病治疗为中心"。

第四，要以立法明确各治理主体的责任。以立法形式明确各治理主体的责任，这样做才能够切实解决健康事业持续发展与体制机制创新滞后之间的矛盾。通过立法，明确政府、社会以及个人各方在维护健康上的责任，实现法律的制度化和制度的法律化。政府需要明确财政投入的各个方面、各个领域，以及保障到什么程度。通过明确不同层级政府的资金筹集与责任分担机制来建立稳定的财政投入保障机制。医保机构需要充分发挥战略购买者的职能，转变为健康服务的主动购买者。在实施健康中国战略中，医务人员主力军，整个社会应当给予医务人员足够的价值和尊重。在社会方面，要促进全社会共同承担健康责任，这可以根据健康的广泛性、社会性、整体性来实施。在个人方面，则要确保"每个人都是自己健康的第一责任人"。

健康生活是人民首要的美好生活，人民美好生活的保障和根基就是健康。2016年8月，习近平总书记在全国卫生与健康大会上深刻阐述了推进健康中国建设在当今新形势下的重大意义，并着重强调"要把人民健康放在优先发展的战略地位"。党的十九大报告在2017年10月再次做出"为人民群众提供全方位全周期健康服务"的承诺，并将健康中国提升到国家层面的战略高度。健康中国战略的重要使命就是充分而均衡地满足人民的健康需要，因为目前还不能满足一些群众对美好生活的健康需求，除此之外，这也是国家健康治理体系现代化的根本归宿和目标指向。因此，创新健康治理体系需要根据现实国情，通过对现代化的国家健康治理体系的建设，不断推进实施健康中国战略，从而满足国民对健康日益增长的需要。

参考文献

[1] 习近平：在庆祝中国人民政治协商会议成立 65 周年大会上的讲话 [EB/OL].http://news.xinhuanet.com/politics/2014–09/21，c_1112564804.htm.

[2] 中共中央国务院．关于深化医药卫生体制改革的意见 [EB/OL]. http://www.gov.cn/test/2009–04/08/content_1280069.htm.

[3] 中共中央国务院．国务院关于印发"十二五"期间深化医药卫生体制改革规划暨实施方案的通知 [EB/OL].http://www.gov.cn/zwgk/2012–03/21/content_2096671.htm.

[4] 李克强．巩固成果 深化改革 推动建立惠及全民符合国情的医药卫生体制 [J].品牌，2012，（4）.

[5] 李斌．深化医药卫生体制改革 [J].求是，2013，（23）.

[6] 刘俊香等.新医改背景下医患信任的主导：道德信任与制度信任 [J].医学与哲学，2011，（11）.

[7] 贺红权等．医药卫生体制改革主流理论演进及启示 [J].重庆大学学报（社会科学版），2012，（1）.

[8] 威廉·科克汉姆．医学社会学 – 第7版 [M].华夏出版社，2000.

[9] 查志刚．政府重大决策的跟踪反馈运行机制研究 [J].新西部（理论版），2014，（1）：60–61.

[10] 郭蕊，韩优莉，吴欣．公立医院法人治理结构改革的难点与

挑战——基于利益相关者理论视角下的探讨 [J]. 中国医院管理，2012，（12）：1–3.

[11] 王绍光，樊鹏 . 政策研究群体与政策制定——以新医改为例 [J]. 政治学研究，2011，（2）：36–51.

[12] 黄雪莹 . 医改中加强医疗机构与媒体沟通的探讨 [J]. 现代医院管理，2011，（1）：29–31.

[13] 石小宏 . 发挥媒体作用 全力推进医改 [N]. 四川日报，2011–07–10（002）.

[14] 陈文辉，论医疗卫生的公共产品特性及其实现形式 [J]，宁波大学学报（理工版），2007，20（2）：268–273.

[15] 徐文，对基本医疗服务产品经济性质的辨析 [J]，全国商情（经济理论研究），2009，（17）:131–132.

[16] 朱骞，齐璐璐，刘嫣 . 经济学视野下的医疗服务产品定性和对供方选择的影响 [J]，中国卫生资源，2014，17（02）：92–94.

[17] 袁博，从福利经济学角度看"新医改"政府与市场的关系 [J]，全国商情·理论研究，2010，（4）:39–41.

[18] 李迎生，张瑞凯，乜琪 . 公益·公平·多元·整合："新医改"的社会政策内涵 [J]，江海学刊，2009，（5）:108–115.

[19] 胡坤，孟庆跃，胡少霞 . 利益相关者理论及在卫生领域中的应用 [J]，医学与哲学（人文社会医学版），2007，28（2）:17–19，23.

[20] 吕晓轩 . 论医药卫生体制改革中的利益集团和价值选择 [J]，经济与社会发展，211，9（7）:77–79.

[21] 佚名 . 帕累托最优 [J]，领导决策信息，1998（14）.

[22] 吕文慧 . 福利经济学视角下的效率与公平 [J]，经济经纬，2007，（2）:27–29.

[23] 李宝永，朱冬梅，董奕 . 公共卫生资源配置的经济学分析 [J]，企业研究，2012，（7）:52–54.

[24] 张鲁豫，李媛，谭琳琳等 . 应用德尔菲法建立新农合定点医疗机

构评价指标体系 [J]. 中国卫生事业管理, 2012,（07）: 514-516.

[25] 曾光. 现代流行病学方法与应用 [M]. 北京：北京医科大学、中国协和医科大学联合出版社, 1994.

[26] 艾尔·巴比, 巴比, 邱泽奇. 社会研究方法（第10版）[M]. 北京：华夏出版社, 2005.

[27] 王涵乙, 陈建华, 朱跃州等. 德尔菲法在临床科主任胜任力评价指标筛选中的应用 [J]. 医学与社会, 2015,（2）: 25-28.

[28] 钟敏涛, 韩爽, 张璐等. 基于德尔菲法专家调研的我国医疗机构辅助用药研究 [J]. 中国医院药学杂志, 2016, 36（19）: 1621-1624.

[29] 徐蔼婷. 德尔菲法的应用及其难点 [J]. 中国统计, 2006,（9）: 57-59.

[30] 韩鹏, 陈校云, 张铁山等. 基于德尔菲法的医院门诊及住院医学人文关怀指标体系研究 [J]. 中国现代医学杂志, 2015, 25（17）: 70-77.

[31] 张鲁豫, 李媛, 谭琳琳等. 应用德尔菲法建立新农合定点医疗机构评价指标体系 [J]. 中国卫生事业管理, 2012, 29（7）: 514-516.

[32] David M.Eddy, 赵明杰. 临床决策面临的挑战 [J]. 医学与哲学, 2005, 9（26）: 73-75.

[33] 张大庆. 临床决策：医学哲学研究的一个重要领域 [J]. 医学与哲学, 2004, 12（25）: 17-20.

[34] 赵羚谷, 许卫卫等. 国内外医患共同决策研究及应用进展之比较 [J]. 医学与哲学, 2018, 10（39）: 6-9.

[35] 杨慧, 王洪奇, 医患关系量表 PDRQ-15 中文译本的信度和效度评价 [J]. 中国医学伦理学, 2011, 6（24）: 350-353.

[36] 王光明等. 基于患者视角的医患关系评价及其影响因素研究 [J]. 重庆医学, 2018, 1（47）: 128-130.

[37] 韩宇, 钟胜, 侯露. 多主体医患关系综合评价指标体系构建 [J]. 重庆大学学报（社会科学版）, 2016（4）: 194-201.

[38] 戴萌娜, 张建华等. 影响我国医患和谐的主要问题及其重要性研

究，中国卫生政策研究 [J].2018，3（11）：11–14.

[39] 马天娇，李晶华，王竞等．我国医患信任现状及重构策略 [J]. 医学与社会，2018，31（8）：36.

[40] 张玉龙．医患沟通中疾病认知模式的伦理审视 [J]. 中国卫生事业管理，2011（2）：94.

[41] 王锦帆．医患多因素临床思维与就医思维的融合权重策略 [J]. 医学与哲学，2015，36（11B）：4.

[42] 张金华，许军，彭学韬等．患者就医期望的研究现状及进展［J］. 中国医院管理，2017，37（8）：50–53.

[43] 郑大喜．社会学语境下医患信任关系的异化及其重建［J］. 医学与社会，2010，23（7）：14 － 16.

[44] 吴佩佩，王晓兰，贺雯．上海市医患之间刻板印象与元刻板印象的特征及比较研究［J］. 医学与社会，2018，31（5）：43.

[45] 王锦帆．医患沟通学第2版[M].北京：人民卫生出版社,2007：1–2.

[46] 夏云，曾晓静，王卓青．医务人员医患关系认知现状分析 [J]. 中国公共卫生，2013，29（11）：1638–1641.

[47] 王晓东．哲学视阐中的主体间性问题论析 [J]. 天津社会科学，2001（5）：42–46.

[48] 詹桂兰．当代医患关系的特点研究及其改善对策 [J]. 中国保健营养，2013，23（11）：7012–7014.

[49] 张岩等．通过医患沟通引导病人就医行为：美国的做法 [J]. 医学与哲学，2005，26（12）：61–62.

[50] 段志光．大健康人文：医学人文与健康人文的未来 [J]. 医学与哲学，2017，38（6A）:7.

[51] 唐文佩，张大庆．健康人文的兴起及其当代挑战 [J]. 医学与哲学，2017，38（6A）:2.

[52] 贾哲敏．扎根理论在公共管理研究中的应用：方法与实践 [J]. 中国行政管理，2015（3）：90.

[53] 陈向明.扎根理论在中国教育研究中的运用探索 [J].北京大学教育评论，2015，13（1）：3.

[54] 周秀红.构建和谐的医患信息沟通平台 [J].中华医院管理杂志，2006，22（12）：829.

[55] 黄晓玲，戴良铁.医生群体因素在医患关系中影响及评价 [J].中国公共卫生，2016，32（9）：1246-1248.

[56] 秦其荣，朱捷.医患关系信息不对称的伦理思考 [J].中国医学伦理学，2005，18（1）：16-18.

[57] 孙超.医患关系的综合审视和调解艺术 [J].医学与哲学，2005，26（10）：79-80.

[58] 孙梅，吕军，励晓红等.从补偿机制入手，创立富有成效的中国医改模式 [J].中国卫生资源，2015，18（2）：75-77.

[59] 华网.高校公立医院或取消事业编 将扩大聘用制度推行面 [EB/OL].http://www.xinhuanet.com/politics/2016-07/31/c_129192193.htm 赵琨，张莹，马莉等.公立医院临床路径管理试点工作开展现状与效果评估：基于卫生部临床路径上报数据 [J].中国卫生经济，2013，32（1）：76-80.

[60] 赵琨，张莹，马莉.公立医院临床路径管理试点工作开展现状与效果评估：基于卫生部临床路径上报数据 [J].中国卫生经济，2013(1):76-80.

[61] 董音茵.临床路径单病种定额支付方式对医疗费用的影响 [J].中国卫生标准管理，2015，31（6）：10-11.

[62] Bleich S N, Özaltin E, Murray C J L. How does satisfaction with the health-care system relate to patient experience?[J]. Bulletin of the World Health Organization, 2009, 87（4）：271-278.

[63] Tang S, Meng Q, Chen L, et al. Tackling the challenges to health equity in China[J]. The Lancet, 2008, 372（9648）：1493-1501.

[64] Yip W C M, Hsiao W C, Chen W, et al. Early appraisal of China's huge and complex health-care reforms[J]. The Lancet, 2012, 379（9818）：833-842.

[65]　Porter M E, Teisberg E O. How physicians can change the future of health care[J]. JAMA: the Journal of the American Medical Association, 2007, 297（10）: 1103–1111.

[66] Stacey D, Taljaard M, Drake E R, et al. Audit and feedback using the brief Decision Support Analysis Tool（DSAT–10）to evaluate nurse–standardized patient encounters[J]. Patient Educ Couns, 2008, 73（3）:519–525.

[67]　Van der Feliz–Cornelis CM, Van Oppen P, Van Marwijk. A patient–doctor relationship questionnaire（PDRQ–9）in primary care: development and psychometric evaluation［J］. Gen Hosp Psychiatry, 2004, 26（3）: 15–20.

[68] Bergman D, Mohan J. The relation between health–orientation, provider–patient communication and satisfaction: an individual difference approach. Health Communication. 2005, 291–300.

[69] Paul Crawford, Brian Brown, Victoria Tischler, Charley Baker. Health humanities: the future of medical humanities? [J]. Mental Health Review Journal, 2010, 15（3）:4–10. https://DOI.org/10.5042/mhrj.2010.0654.

致　谢

　　在 5 年的课题研究中，我得到南京医科大学、江苏省卫健委、上海市卫健委、广东省卫健委、江苏省医学会、本校相关附属医院的领导和专家的重视与支持，得到本校科技处、医政学院及马克思主义学院的领导和同志们的关心与帮助，在此表示衷心感谢。尤其要特别感谢在课题中积极参与论文写作或辅助工作的邵海亚、胡晓翔、张玥、季国平、朱晶晶、邵建文、龚楚红、叶仪芳、张燕燕等。

王锦帆

2019 年 6 月